D1930307

Sigrid Nesterenko

Endlich Schluss mit Endometriose

Was Sie unbedingt über Endometriose wissen sollten, um diese erfolgreich zu behandeln

Mit wichtigen naturheilkundlichen und umweltmedizinischen Aspekten

Rainer Bloch Verlag

Diese Publikation ist urheberrechtlich geschützt. Alle Rechte vorbehalten. Die Verwendung der Texte und Abbildungen, auch auszugsweise, ist ohne die schriftliche Zustimmung des Verlages rechtswidrig und wird straf- und zivilrechtlich verfolgt. Dies gilt insbesondere für Vervielfältigung, Übersetzung oder Verwendung in elektronischen Systemen.

Sämtliche Angaben und Anschriften wurden sorgfältig und nach bestem Wissen und Gewissen ermittelt. Trotzdem kann von Autor und Verlag keine Haftung übernommen werden.

© Copyright 2017

Rainer Bloch Verlag, 69469 Weinheim, www.bloch-verlag.de

Coverfoto: istockphoto

Endlich Schluss mit Endometriose

Was Sie unbedingt über Endometriose wissen

sollten, um diese erfolgreich zu behandeln

Sigrid Nesterenko

ISBN 978-3-942179-38-6

2. überarbeitete Auflage 2017

Rainer Bloch Verlag

Druck: SOL Service GmbH, Schrobenhausen

SPRACHREGELUNG:

Zur Vereinfachung beim Schreiben und Lesen wird immer die männliche Form verwendet: der Patient, der Arzt usw. Dieser Artikel dient als allgemeiner Gattungsbegriff und schließt weibliche Personen automatisch mit ein.

Inhaltsverzeichnis **Seite**

Vorwort

Endometriose – bei dieser Krankheit ist der Name Programm, denn so kompliziert dieser ist, so komplex zeigt sich oftmals das Krankheitsbild. Das Beschwerdebild ist so vielfältig, dass es anfangs meistens gar nicht der Endometriose zugeordnet wird. Es ist geradezu typisch, dass die betroffenen Frauen jahrelang mit ihren Beschwerden herumlaufen, ohne dass die Krankheit diagnostiziert wird. Im Durchschnitt dauert es immerhin 6 lange Jahre, bis endlich die Diagnose gestellt wird.

Geschätzte 2 Mio. Frauen in Deutschland sind an Endometriose erkrankt, dennoch haben die meisten Betroffenen noch nie davon gehört. Ja, es ist fast unglaublich, dass dieses so häufig vorkommende Frauenleiden noch immer mit so viel Unwissenheit, Unerfahrenheit und Hilflosigkeit behaftet ist.

Für die meisten Menschen bedeutet Endometriose eine Erkrankung, über die man nichts weiß, deren Namen man sich nicht merken kann und die ansonsten eigentlich unbegreiflich ist. Auch für die Betroffenen selbst ist sie zunächst alles andere als eine erklärbare Krankheit. Ein großes Problem der Endometriose besteht darin, dass diese Erkrankung nicht sichtbar ist. Es ist eben kein Beinbruch, den jeder sehen kann und den man mit einer Gipsschiene wieder in den Griff bekommt. Und es ist auch keine Grippe, die jeder kennt und mit der man „etwas anfangen" kann.

Wenn Sie dieses Buch in Ihren Händen halten, dann kennen Sie all das: jahrelange Beschwerden wie unspezifische starke Bauchschmerzen, ein allgemeines Unwohlsein, häufiges Völlegefühl und lästige Stimmungsschwankungen. Die oft unerträglichen Schmerzen und Krämpfe im Bauch treten besonders im Zusammenhang mit der Menstruation auf, ständig bildeten sich irgendwelche Zysten, Entzündungen und Vernarbungen im Unterleib, aber trotzdem konnte Ihr Frauenarzt jahrelang keinen Grund dafür sagen?

Und am Ende war es möglicherweise der unerfüllte Kinderwunsch, der den Verdacht auf die Endometriose lenkte?

Ein großes Problem ist bei jungen Frauen häufig die mit der Endometriose einhergehende Unfruchtbarkeit. Denn schon kleine Schleimhautherde können zu Sterilität führen, indem narbig veränderte Eileiter und Verwachsungen im Unterleib entstehen.

Ungewollte Kinderlosigkeit ist bei vielen Patientinnen das größte Problem, das diese Krankheit mit sich bringt. Überhaupt gilt Endometriose mittlerweile als eine der häufigsten Ursachen für Unfruchtbarkeit!

Während bei einigen Patientinnen unter großen Anstrengungen doch noch der Kinderwunsch erfüllt werden kann, macht die Endometriose bei schweren Fällen die Erfüllung des Kinderwunsches völlig unmöglich.

Wer die Diagnose Endometriose bekommt, wird also zunächst geschockt sein. Denn niemand möchte eine chronische Krankheit haben und schon gar nicht in jungen Jahren, in denen das Leben doch eigentlich erst so richtig beginnt und voller Planungen und Träume steckt. Aber dennoch – endlich gibt es eine Erklärung für die diffusen Beschwerden, für die möglicherweise jahrelang kein Arzt eine Erklärung parat hatte.

So kann die Diagnose sogar eine Art Befreiungsschlag sein, weil man es bis dato vielleicht als ein Dilemma sah, nicht erklärbare Symptome zu haben und schon fast als Hypochonder zu gelten. Ab dem Tag der Diagnose jedoch weiß man endlich, woran man ist. Man kennt die Ursache für die unerträglichen Schmerzen und die vielen anderen belastenden Dinge, die mit der Endometriose einhergehen. Und so erklärt sich vieles, auch das Gefühl, warum man sich ständig krank und labil fühlt. Die Diagnose erleichtert am Ende auch vieles.

Aber wie kann die Endometriose nun behandelt werden?

Um die vielfältigen Beschwerden zu lindern und die Fruchtbarkeit zu steigern, werden die meisten betroffenen Frauen mit Hormonen behandelt oder einer Operation unterzogen. Häufig ist es eine Kombination aus beidem. In vielen Fällen wird diese Therapie von unangenehmen Nebenwirkungen begleitet wie einer Gewichtszunahme, Stimmungsschwankungen, Schweißausbrüchen und ständiger Müdigkeit. Und niemals weiß man, wie erfolgreich diese Behandlung anschlagen wird, und ob danach die Schleimhautherde nicht doch wieder auftreten werden.

Da ist es nicht verwunderlich, dass man sich als Betroffene irgendwann die Frage stellt, ob das wirklich alles sein kann, womit man der Endometriose begegnen kann. Gibt es da nicht doch noch viel mehr, als diese belastenden hormonellen Behandlungen und eine Operation?

Doch - es gibt tatsächlich noch andere Möglichkeiten, die nicht nur sanfter sind, sondern die auch in vielen Fällen die Endometriose ursächlich behandeln können, wenngleich die Ursache unter schulmedizinischen Gesichtspunkten noch immer als nicht geklärt gilt.

Häufig kann eine erfolgreiche Behandlung mit ganz bestimmten nebenwirkungsfreien Pflanzenpräparaten, Vitaminen, Spurenelementen und weiteren naturheilkundlichen Maßnahmen erfolgen. Das klingt zu schön, um wahr zu sein? In vielen Fällen kann dieser Traum wirklich in Erfüllung gehen! Man könnte fast sagen: Gewusst wie, oder ein aufgeklärter Patient hat die bessere Perspektive.

Wichtig ist also, dass man sich mit der Endometriose auseinandersetzt, sie hinterfragt und versucht, die Ursachen herauszufinden.

Damit man mit der Krankheit besser umgehen kann und sie versteht, muss man sich also über sie informieren und sich mit ihr beschäftigen, „Psychoedukation" heißt es in der Fachsprache.

Und ein Buch, in dem die Erkrankung von verschiedenen Aspekten her beleuchtet wird, in dem sich nicht die Fremdwörter die Klinke in die Hand geben, ist in dieser Situation Gold wert. Ein Buch, das so verständlich geschrieben ist, dass es jeder Betroffene und Angehörige sofort versteht. Denn auf schwer verdauliche Fachausdrücke wurde in diesem Buch bewusst verzichtet.

In dem neu überarbeiteten und erweiterten Buch „Endlich Schluss mit Endometriose" wurde ein komplexes Thema in einen unverzichtbaren Ratgeber verwandelt, der eine unbezahlbare Hilfestellung darstellt.

In diesem wertvollen Buch erhalten Sie viele Informationen und Hilfen zu dieser oftmals unterschätzten Krankheit. Sie bekommen wichtige Antworten zu vielen Ihrer Fragen, damit Sie erkennen, welchen Therapieweg Sie einschlagen können, aber auch, welche Ursache womöglich zugrunde liegen kann.

Denn wenn sie erkannt wird und womöglich behoben werden kann, erhöhen sich die Aussichten auf einen positiven Heilungserfolg in der Regel um ein Vielfaches.

Viele Aspekte der Endometriose werden in diesem Buch anders beleuchtet, als es allgemein üblich ist. Es zeigt verschiedene Ursachen auf, die bei herkömmlichen Endometriose-Therapien nicht berücksichtigt werden. Und es stellt interessante Therapieansätze vor, die ein völlig normales Leben ermöglichen können. In einigen Fällen sogar ganz ohne synthetische Hormone und Operationen.

Das vorliegende Buch ist für Betroffene und Angehörige gleichermaßen lesenswert. Es soll ihnen eine wichtige Hilfestellung sein und die Angst vor der Krankheit nehmen. Es soll Ihnen Mut machen für den Weg der Gesundung.

Beginnen Sie am besten noch heute damit, sich intensiv mit der Endometriose auseinanderzusetzen, um endlich wieder zu spürbar mehr Lebensqualität und Freude zurückzufinden - ohne oder zumindest mit weniger Schmerzen. Auch die 30 Tipps, mit denen Sie Ihren Krankheitsverlauf selbst positiv unterstützen können, sollten Sie beherzigen und umsetzen.

Ich wünsche Ihnen ganz viel Erfolg auf Ihrem Weg zu mehr Gesundheit,

Sigi Nesterenko

Endometriose im Überblick

- Endometriose betrifft ca. 10% der Frauen im gebärfähigen Alter.
- Endometriose liegt vor, wenn sich Gewebe aus der Gebärmutterschleimhaut auch außerhalb der Gebärmutter ansiedelt und dort weiter wächst.
- Die genaue Ursache der Endometriose gilt als noch nicht identifiziert, wenngleich Studien belegen, dass verschiedene Umweltschadstoffe und Störungen des Immunsystems die Krankheit (mit-) verursachen können.
- Es gibt keine zuverlässigen Prognosen für den Verlauf der Erkrankung, weil sich diese bei jeder Frau anders entwickelt.
- Bei einigen Betroffenen treten keine Symptome auf, sodass sie meistens gar nichts von ihrer Erkrankung wissen, und auch keine Therapie erhalten.
- Da in der Regel die Endometrioseherde am hormonabhängigen Zyklusverlauf teilnehmen, verursachen die Endometrioseherde während der Menstruation besonders starke Beschwerden und entzündliche Reaktionen.
- Bei den meisten Patientinnen (97%) kommt es nach den Wechseljahren zum Abklingen der Endometriose.
- Wenn eine Endometrioseart vorliegt, bei der die Herde nicht am Zyklusverlauf teilnehmen, bleibt die Erkrankung auch nach dem Eintritt der Wechseljahre weiterhin bestehen.
- Aufgrund bestimmter Symptome kann häufig die Vermutung auf eine Endometriose geäußert werden, eine zuverlässige Diagnose ist jedoch nur durch eine Bauchspiegelung möglich.
- Die klassische Behandlung besteht aus der Kombination von Operation und medikamentöser Behandlung.
- Viele der klassischen Behandlungsmethoden gehen mit Nebenwirkungen und Risiken einher.

- Die Endometriose kann zu Unfruchtbarkeit und somit ungewollter Kinderlosigkeit führen.

- Durch starke Schmerzen und weitere Beschwerden besteht bei vielen Patientinnen ein jahrelanger intensiver Leidensdruck.

- Die meisten Betroffenen sind noch sehr jung, sodass die Diagnose der Endometriose nicht nur ein einschneidendes Ereignis ist, sondern auch Lebenspläne wie beispielsweise die Familienplanung und Karriereplanung müssen möglicherweise korrigiert werden.

- Die durch die Endometriose auftretenden Belastungen betreffen nicht nur die Patientin selbst, sondern auch ihre Familie und insbesondere ihren Partner.

Was ist Endometriose?

Endometriose ist eine chronische, komplexe und hartnäckige Erkrankung, die viel verbreiteter ist als dies gemeinhin angenommen wird. Nach Myomen ist die Endometriose die zweithäufigste Erkrankung im gynäkologischen Bereich. Dennoch gelten viele Aspekte der Endometriose bis heute noch nicht als vollständig geklärt wie beispielsweise der tatsächliche Entstehungsmechanismus, die Ursache und eine zuverlässige Einteilung des Schweregrades.

Die Schätzungen von an Endometriose erkrankten Frauen gehen weit auseinander. Während einige Literaturangaben von bis zu 6 Millionen Patientinnen in Deutschland ausgehen, beziffern andere Quellen die Anzahl auf ca. 2 Millionen. Einig scheint man sich dahingehend zu sein, dass jährlich 40.000 bis 50.000 Neuerkrankungen in Deutschland hinzukommen.

Weltweit sollen über 176 Millionen Frauen an Endometriose erkrankt sein. Denkbar ist zudem auch eine große Dunkelziffer, wenn man berücksichtigt, wie viele Jahre lang eine Endometriose häufig unentdeckt bleibt.

Zwar gibt es einige Leitsymptome, die auf die Erkrankung hinweisen können, aber vielfach treten auch sehr unspezifische Beschwerden wie uncharakteristische Bauchschmerzen und allgemeines Unwohlsein auf, was ebenfalls auf andere Krankheiten hinweisen kann.

Fälschlicherweise gehen viele betroffene Frauen auch davon aus, dass es üblich sei, im Rahmen der Menstruation Schmerzen und andere in dieser Zeit auftretende Befindlichkeitsstörungen erleiden zu müssen.

Die Endometriose ist eine Erkrankung der Gebärmutterschleimhaut, die nicht dort verbleibt, wo es eigentlich vorgesehen ist, nämlich in der Gebärmutterhöhle. Wenn sich die Schleimhaut auch an anderen Organen im Körper festsetzt, kommt es zur Endometriose. Diese auch als Wucherungen bezeichneten Schleimhautgewächse entwickeln sich vornehmlich im Bauchraum und befallen dort verschiedene Organe.

Neben der Gebärmuttermuskulatur sind dies hauptsächlich die Eierstöcke, Eileiter und die Scheide, sowie das Bauchfell im kleinen Becken, wo die Endometrioseherde zu Entzündungen, Verwachsungen und Verklebungen führen.

Zudem können auch der Darm oder die Blase, sowie in Einzelfällen auch weiter entfernte Körperbereiche wie beispielsweise die Lunge oder sogar das Gehirn betroffen sein. Häufig finden sich die Herde auch in Bereichen von Narbengewebe.

Die Endometrioseherde können unkontrolliert wachsen und sich uneingeschränkt ausweiten. Je umfangreicher die Ausdehnung ist, desto größer wird das Risiko, dass stärkere Symptome und Komplikationen auftreten.

Die Beschwerden entstehen insbesondere während der Menstruation, da die außerhalb der Gebärmutter befindliche Schleimhaut mit dem hormonellen Geschehen verbunden ist. So geht man davon aus, dass die Endometrioseherde auf jegliche hormonelle Veränderungen reagieren und sich durch Östrogen und Progesteron auf- bzw. abbauen. Dies würde einerseits erklären, warum die Endometriose bei fast allen Frauen mit den Wechseljahren beendet wird, andererseits aber auch, warum die Symptome besonders stark während der Menstruation auftreten.

Denn während der Regelblutung kommt es zum Abbluten der Endometrioseherde, was auch als innere Blutungen bezeichnet wird.

Diese Vorgänge äußern sich durch starke Unterleibsschmerzen, die zunächst oft den „ganz normalen" Regelschmerzen zugeordnet werden. Das führt dazu, dass die Diagnose der Endometriose häufig erst sehr zeitversetzt erfolgt. Leider sind spät gestellte Diagnosen bei der Endometriose fast der Normalfall, wie Sie im Kapitel „Der lange Weg bis zu Diagnose" ausführlich erfahren werden. Je länger die Erkrankung unbemerkt bleibt, desto mehr können sich die Herde ausbreiten und weitere Entzündungen, Verwachsungen und Verklebungen auslösen.

Die Erkrankung findet während der Zeit des gebärfähigen Alters statt, was also der Zeitspanne zwischen der Pubertät und den Wechseljahren entspricht. Mit dem Eintritt der Wechseljahre bildet sich die Endometriose zur Erleichterung der Betroffenen meistens zurück. Doch bis dahin kann die Krankheit das Leben sehr stark beeinträchtigen. Und wenn man bedenkt, dass die Endometriose somit insgesamt ca. 40 lange Jahre andauern kann, erahnt man in etwa, wie herausfordernd dieser beschwerliche Weg sein kann.

Aber auch nicht jede Frau kann davon ausgehen, dass sich das Thema Endometriose nach den Wechseljahren erledigt. Wenn es sich nämlich um eine Endometrioseform handelt, die nicht auf den Hormonzyklus reagiert, bleibt die Erkrankung auch nach der Menopause bestehen.

Endometriose ist eine verkannte Frauenkrankheit, die meist hinter verschlossenen Türen stattfindet und über die nicht viel geredet wird. Sie kann für die Betroffenen einen großen Leidensdruck bedeuten, weil in vielen Fällen die Lebensqualität nicht nur durch starke unerträgliche Unterbauchschmerzen und Leistungsminderung beeinträchtigt wird, sondern die Krankheit auch zu ungewollter Kinderlosigkeit führen kann. All das geht oftmals zu einer enormen psychischen Belastung einher.

Trotz der möglichen gravierenden Ausmaße der Endometriose handelt es sich fast immer um eine gutartige Erkrankung, nur in seltenen Fällen zeigt sie sich bösartig. Meistens betrifft dies dann die Eierstöcke oder den Darm.

Da sich die Endometriose in erster Linie auf Wucherungen der Gebärmutterschleimhaut bezieht, erkranken hauptsächlich Frauen. Bei Männern steht die Erkrankung meistens in Verbindung mit einer Östrogenbehandlung zur Therapie von Prostatakrebs.

Grundsätzlich kann zwar jede Frau an Endometriose erkranken, dennoch gibt es einige Risikogruppen, die es besonders häufig trifft. Hierzu zählen Frauen mit starken Regelschmerzen, chronischen Schmerzen im Unterleib und Frauen, die trotz Kinderwunsch nicht schwanger werden.

Da Endometriose familiär gehäuft vorkommt, steigt das Erkrankungsrisiko deutlich an, wenn Verwandte ersten Grades ebenfalls betroffen sind.

Stadieneinteilung

Die Feststellung des Schweregrades der Erkrankung ist eine wichtige Grundlage, um ein individuelles Behandlungskonzept zu erstellen. Denn eine schwere Endometriose verlangt in der Regel andere therapeutische Maßnahmen als eine leichte Form.

Grundsätzlich ist die Stadieneinteilung bei der Endometriose ein uneinheitliches Thema, das wenige klare Abgrenzungen ermöglicht. Dennoch orientiert man sich meistens an diesen 4 Stufen:

Stadium 1 – minimale Endometriose
Stadium 2 – geringe Endometriose
Stadium 3 – mäßige Endometriose
Stadium 4 – schwere Endometriose

Trotz dieser allgemeingültigen Einteilung ist es in der Praxis immer schwierig, das Stadium und die Schwere der Krankheit eindeutig zu klassifizieren. Hilfreich sind hier einige Richtlinien, an die sich ein Arzt halten kann, wenn er eine Klassifizierung der Endometriose vornimmt. Die Basis für eine aussagekräftige Stadieneinteilung bildet fast immer eine Bauchspiegelung oder ein Bauchschnitt.

Um das Ausmaß der Endometriose zu diagnostizieren, gibt es mehrere Methoden. Bis jetzt wurde zwar kein Verfahren eindeutig als Standard festgelegt, allerdings orientieren sich viele Therapeuten an der Einteilung der American Society for Reproductive Medicin (rASRM). Diese Klassifikation wird in den meisten Ländern weltweit eingesetzt.

Bei dieser Methode wird die Endometriose in vier Stadien eingeteilt, um erkennen zu können, wie schwer erkrankt die Patientin ist. Bei dieser Einteilung werden Kriterien wie Größe, Anzahl und Orte der Herde sowie mögliche Verwachsungen berücksichtigt.

Während bei der leichten Form nur wenige isolierte Endometrioseherde vorhanden sind und keine Verwachsungen und Eierstockzysten vorliegen, sind im Stadium 2 bereits Eierstockzysten in Form von Schokoladenzysten und Eierstock- oder Eileiterverwachsungen möglich. Das Stadium 4 gilt schließlich als das mit der schwerwiegendsten Ausprägung, indem mehrere großflächige Herde und intensive Verwachsungen vorliegen.

Eine etwas andere Herangehensweise erfolgt bei der sogenannten endoskopischen Endometriose-Klassifikation (EEC). Sie bezieht nicht nur die anhand einer Bauchspiegelung erzielten Befunde ein, sondern auch noch weitere Erkenntnisse, die unter anderem durch bildgebende Verfahren ermittelt werden. Während bei der vorab erwähnten rASRM-Klassifikation ein Punktesystem zugrunde gelegt wird, entscheidet bei der EEC der jeweils auffälligste Einzelbefund über die Stadieneinteilung.

Beide Klassifikationen haben gemein, dass sie sich auf die sogenannte Endometriosis genitalis externa beziehen, bei der es um die Anteile der Gebärmutterschleimhaut im Bauchraum geht. So besteht ein großes Manko dieser beiden Methoden darin, dass man eine Endometriose, die außerhalb der weiblichen Organe auftritt, nicht berücksichtigt.

Als Ergänzung hierzu wurde von der Stiftung „Endometriose Forschung" eine weitere Stadieneinteilung mit der Bezeichnung ENZIAN kreiert. Die Bewertungsgrundlage der ENZIAN-Methode stellt die Größe, die Ausweitung und die Tiefe der Endometriose dar. So werden beispielsweise auch die Endometrioseherde berücksichtigt, durch die der Darm betroffen ist.

Zwar kann anhand der verschiedenen Stadieneinteilungsmöglichkeiten der Schweregrad der Endometriose festgelegt werden, aber unabhängig von jeder Methode sagen die jeweiligen Stadien nichts aus über den tatsächlichen Leidensdruck der Patientinnen. Denn auch wenn „nur" das Stadium 1 vorliegt, so können mit dieser vergleichsweise geringen Krankheitsausprägung stärkere Schmerzen auftreten als in höheren Stadien. Häufig steht dies in Abhängigkeit der Lokalisation der jeweiligen Herde.

Durch die Festlegung eines Stadiums lässt sich außerdem auch nicht voraussagen, wie sich die Krankheit zukünftig entwickeln wird, beziehungsweise, inwieweit die Patientin schwanger werden kann. Hierfür kann man eine weitere Methode heranziehen, die besagt, wie groß die Chance ist, trotz der Endometriose schwanger zu werden. Diese Skala wird EFI, also Endometriosis Fertility Index, genannt.

Ergänzend zu den jeweiligen Stadien können auch verschiedene Farbgestaltungen der Endometrioseherde Hinweise auf die Ausprägung der Erkrankung geben. So kann zwischen roten, weißen und schwarzen Herden der Endometriose unterschieden werden.

Ist die Endometriose rot, geht man in den meisten Fällen von einem frühen Stadium der Erkrankung aus. Diese roten Herde sind aktiver als die anderen beiden Formen, was wahrscheinlich daran liegt, dass die Endometriose mit dieser Form beginnt. Später verändern sich die Herde der Endometriose. Schwarze bzw. häufig auch blau-schwarze Herde sind nicht mehr besonders aktiv und werden daher als ältere Herde klassifiziert. Es kann sogar sein, dass die schwarzen Herde nicht mehr als aktiv wahrgenommen werden.

Symptome und Folgen

Die Symptome der Endometriose sind sehr vielfältig und in ihrer Schwere unterschiedlich ausgeprägt. Und je unspezifischer die Beschwerden sind, desto schwieriger und langwieriger gestaltet sich letztendlich auch die Diagnose. Bis zur richtigen Diagnosestellung vergehen häufig mehrere Jahre. Oftmals liegt dies daran, dass einige Gynäkologen die beklagten Beschwerden als völlig normal abtun und keine weitreichenden Untersuchungen vornehmen. Dabei sind durch Endometriose auftretende Schmerzen alles andere als „normale Menstruationsbeschwerden".

Fehldiagnosen bei der Endometriose sind leider keine Seltenheit. Als Folge werden in einigen Fällen unwirksame oder gar schädliche Therapien angesetzt. Auch die Aussage, „alles sei nur psychisch bedingt", ist ein Satz, mit dem viele Patientinnen im Laufe ihrer Endometriosekarriere konfrontiert werden.

Dabei werden auch einige Leitsymptome, die sehr deutlich auf die Endometriose hinweisen können, schlichtweg ignoriert. Zu diesen einschlägigsten Beschwerden gehören neben ungewollter Kinderlosigkeit, starke krampfartige Schmerzen im Unterbauch, extreme Menstruationsschmerzen, Übelkeit, Darmbeschwerden und Schmerzen beim Wasserlassen und Geschlechtsverkehr. Letztere können auftreten, wenn sich Endometrioseherde in der Scheide, zwischen der Gebärmutter und dem Darm sowie an den Gebärmutterbändern befinden.

Die Unterleibsschmerzen entstehen häufig in Verbindung mit der monatlichen Regelblutung, sodass sie oftmals von den normalen Regelschmerzen nur schwer zu unterscheiden sind. Allerdings können die Schmerzen auch zyklusunabhängig in Erscheinung treten und chronische Formen annehmen.

Viele Patientinnen leiden zusätzlich oder anstatt der Schmerzen unter sehr diffusen Beschwerden wie allgemeinem Unwohlsein, unerklärlichen Stimmungsschwankungen, Völlegefühl und Antriebsarmut. Auch diese Symptome werden meistens nicht mit Endometriose in Verbindung gebracht.

Neueste Erkenntnisse zeigen immer häufiger, dass bei auffallend vielen Patientinnen weitere Erkrankungen auftreten wie unter anderem Asthma, Allergien, erhöhte Infektionsanfälligkeit, chronische Müdigkeit, Nahrungsmittelintoleranzen und Fibromyalgie. Zudem besteht ein erhöhtes Risiko für die Entstehung von Autoimmunerkrankungen wie Hashimoto Thyreoiditis (eine Form der Schilddrüsenunterfunktion) und Lupus (Hauterkrankung).

Dies wird auch als „das neue Bild der Endometriose" bezeichnet und berücksichtigt nicht nur die altbekannten Symptome wie etwa Unterleibsschmerzen, sondern die Endometriose in ihrer vollen Ausprägung.

Interessant ist auch die Tatsache, dass die Schwere der Symptome nicht grundsätzlich etwas über die Ausprägung bzw. den Schweregrad der Endometriose aussagt. Dies wird darauf zurückgeführt, dass die Lage der Schleimhautherde einen entscheidenden Einfluss auf die entstehenden Symptome hat.

So gibt es viele Patientinnen, die trotz ihrer Endometriose nur wenige oder schwach ausgeprägte Symptome aufweisen. In einigen Fällen werden diese Befindlichkeitsstörungen nicht einmal als Symptome oder Beschwerden wahrgenommen. Erschwerend kommt hinzu, dass diese Symptome auch auf andere Erkrankungen hinweisen können, was häufig für Verwirrung sorgt und die Diagnose der Endometriose nicht gerade erleichtert.

Während einige Frauen mit einer starken Endometriose und ausgeprägten Wucherungen gar keine Symptome aufweisen und sogar komplett beschwerdefrei sind, können andere Frauen mit einer geringfügigen Endometriose hingegen unter starken Beschwerden leiden, die sie in ihrer Lebensqualität enorm einschränken.

In vielen Fällen kommt es erst zu belastenden Menstruationsbeschwerden, wenn die Endometriose bereits seit mehreren Jahren besteht.

Auffällig und auch gut begründbar ist, dass es sich bei den Symptomen vor allem um Schmerzen im Bauchbereich handelt. Dies wird darauf zurückgeführt, dass sich die Endometrioseherde in den meisten Fällen im Bauchraum befinden und sich auf die umliegenden Bereiche und Organe auswirken.

Dies kann so weit führen, dass die Harnleiter ummantelt werden, sodass es sogar langfristig zu starken Nierenschädigungen kommen kann.

Die Herde können sich aber auch auf die Blase ausweiten, was sich unter anderem durch Blutspuren im Harn zeigt. Ein weiteres Symptom ist eine verlängerte Regelblutung, die länger als 7 Tage andauert.

Besonders gefürchtet sind die aufgrund der Endometriose entstehenden Verwachsungen und Verklebungen im Bauchraum, die weitreichende Folgen mit sich bringen. Während Verwachsungen der Eierstöcke zu Schokoladenzysten und Unfruchtbarkeit führen können und das Risiko von Eileiterschwangerschaften erhöht wird, kommt es durch Verwachsungen am Darm mitunter zu einer eingeschränkten Beweglichkeit des Darms bis hin zu einem gefährlichen Darmverschluss.

Die Endometriose ist also eine Erkrankung mit vielen Gesichtern, die sich in ihrer Ausprägung höchst unterschiedlich äußert.

Symptome im Überblick:

- krampfartige Unterleibsschmerzen, die sich auf Organe im Beckenbereich und in den unteren Rücken ausbreiten
- übermäßige Blutungen mit dem Abgang von großen Gewebeanteilen während der Menstruation
- während der Menstruation starke Übelkeit, Erbrechen und Verstopfung
- Schmerzen beim Geschlechtsverkehr
- Schmerzen bei der Harn- oder Stuhlentleerung
- ungewollte Kinderlosigkeit durch Unfruchtbarkeit
- verlängerte oder verstärkte Regelblutung
- Eierstockzysten in Form von Schokoladenzysten, die mit schwarzbraunem altem Blut gefüllt sind

- vergrößerte Gebärmutter
- Zwischenblutungen
- Zyklusstörungen
- Verdauungsprobleme (z. B. Verstopfung)
- Schlafstörungen
- Müdigkeit
- Blut im Urin
- Schmerzen im unteren Rücken
- Antriebsarmut
- Stimmungsschwankungen
- allgemeines Unwohlsein

Ursachen

Die Endometriose zeigt sich trotz umfangreicher Forschungen nach wie vor als eine rätselhafte Erkrankung. Dies betrifft auch die Ursachen, die noch immer nicht eindeutig geklärt sind. In der Literatur werden unterschiedliche Theorien beschrieben, wobei ein Zusammenspiel von mehreren Faktoren inzwischen als am wahrscheinlichsten gilt.

Zunehmend finden die Erkenntnisse der Umweltmedizin Beachtung, die davon ausgeht, dass Umweltschadstoffe zur Endometriose führen.

Die wichtigsten Ursachen im Überblick:

- Östrogen-Überschuss
- Progesteronmangel
- Hormonungleichgewicht
- Transplantationstheorie - Schleimhautzellen der Gebärmutter werden bei einer Menstruation über die Eileiter in die Bauchhöhle transportiert
- Metaplasietheorie - Zellen, die denen der Gebärmutterschleimhaut sehr ähnlich sind, wandeln sich in Endometriosezellen um
- Induktionstheorie – ist eine Kombination aus Transplantations- und Metaplasietheorie
- Genetische Ursache
- Umweltschadstoffe (z. B. Dioxin, Quecksilber, Weichmacher)
- Magnesiummangel
- Mangel an essentiellen Fettsäuren
- fettreiche, auf tierischen Fetten basierende Ernährung
- hohe Stressbelastung
- niedriger Blutzuckerspiegel
- hoher Koffeinkonsum
- hoher Alkoholkonsum

Transplantationstheorie

Als eine der bekanntesten und ältesten Theorien gilt die sogenannte Transplantationstheorie, die nach deren Erfinder auch als Theorie nach Sampson bezeichnet wird. Sie besagt, dass die Schleimhautzellen der Gebärmutter bei einer Menstruation über die Eileiter in die Bauchhöhle transportiert werden.

Zunächst klingt diese Vorstellung etwas merkwürdig, doch wenn man bedenkt, dass bei ca. 90 % der Frauen ein Teil des Blutes während der Menstruation über die Eileiter in den Bauchraum gelangt, ist diese Theorie ganz und gar nicht abwegig. Über diesen Mechanismus können nämlich auch Stücke der Gebärmutterschleimhaut in den Bauchraum geschwemmt werden, wo dieses Gewebe anschließend zu wachsen beginnt.

Auch über andere Wege wie über das Blut und die Lymphgefäße soll es zum Weitertransport von losen Gebärmutterschleimhautzellen kommen, die zu einer Ansiedelung an anderen Körperstellen führen. Der Transport der Endometrium-Zellen über den Blutkreislauf sowie das Lymphsystem gilt als die wahrscheinlichste Ursache dafür, dass Endometrioseherde sogar in weiter entfernten Organen wie beispielsweise dem Gehirn entstehen können. Diese extremen Fälle sind allerdings vergleichsweise selten.

Warum bei vielen Frauen, bei denen zwar eine Verschleppung der Gebärmutterschleimhaut stattfindet, aber dennoch keine Endometriose entsteht, weil diese Schleimhautzellen „entsorgt" werden, ist bisweilen noch nicht eindeutig geklärt. Vermutungen gehen dahin, dass weitere Faktoren notwendig sind, damit die Endometriose ausbrechen kann.

Metaplasietheorie

Die Metaplasietheorie geht davon aus, dass sich Zellen, die denen der Gebärmutterschleimhaut sehr ähnlich sind, in Endometriosezellen umwandeln. Die Grundlage sollen dabei embryonale Bauchhöhlenzellen sein, die sich an Ort und Stelle bilden. Hierbei handelt es sich um Zellen, die sich während der Embryonalentwicklung aus dem gleichen Gewebe wie die Gebärmutterschleimhaut gebildet haben.

Die Veränderung in Endometriumzellen soll schließlich auf der Basis von hormonellen Einflüssen und Infektionen möglich sein.

Induktionstheorie

Diese Theorie geht von einer Kombination der Transplantations- und Metaplasietheorie aus.

Genetische Ursache

Da die Endometriose in einigen Familien gehäuft vorkommt, gilt es als sehr wahrscheinlich, dass die Grundlage für eine mögliche Entstehung der Endometriose im Erbgut angelegt ist. Das bedeutet jedoch nicht, dass trotz einer entsprechenden genetischen Veranlagung die Erkrankung tatsächlich ausbrechen muss.

Wenn Verwandte ersten Grades (Mutter, Schwester) betroffen sind, liegt das Risiko bei bis zu 10 %, ebenfalls an Endometriose zu erkranken, bei Zwillingen liegt das Erkrankungsrisiko sogar bei 80 %.

Bezüglich der Vererbbarkeit gibt es mittlerweile einige Studien, die den genetischen Zusammenhang der Endometriosentstehung belegen. Bislang sind zwar noch keine typischen Endometriosegene ausfindig gemacht worden, die Ausprägung einzelner Gene scheint jedoch auffallend verändert.

Auch stellt die vererbte Entgiftungskapazität einen wesentlichen genetisch bedingten Einflussfaktor dar. So besteht ein erhöhtes Krankheitsrisiko, wenn die genetische Entgiftungsleistung unzureichend ausgestattet ist und sich hieraus resultierend der Körper nicht optimal von Umweltschadstoffen befreien kann.

Immunsystem

Dass die Endometriose in Zusammenhang mit einem Ungleichgewicht des Immunsystems steht, gilt als sehr wahrscheinlich. Allerdings sind die genauen Mechanismen noch nicht vollständig geklärt, sodass es verschiedene Überlegungen bezüglich des Einflusses des Immunsystems gibt.

Während das Immunsystem bei gesunden Frauen die Bildung von Endometrioseherden verhindert, könnte es aufgrund eines geschwächten Immunsystems bei anderen Frauen zur Entstehung der Endometriose kommen.

Einige Mediziner gehen sogar davon aus, dass die Endometriose möglicherweise eine Art Autoimmunerkrankung ist. Auffallend viele Endometriose-Patientinnen weisen zudem Autoimmunerkrankungen wie Hashimoto und Asthma auf.

Im Normalfall sorgt das Immunsystem dafür, dass sich Zellen nur in den jeweils vorgesehen Bereichen ansiedeln und dort wachsen. Bei der Endometriose jedoch kommt es zur Abwanderung von Zellen, die in anderen Körperregionen wachsen als ursprünglich geplant. Hierdurch gerät das Immunsystem völlig aus den Fugen und kann Abwehrstoffe gegen die körpereigenen Zellen bilden. Dies schließlich könnte die Basis für die Entstehung einer Autoimmunerkrankung sein.

Für die Tatsache, dass autoimmune Reaktionen stattfinden, spricht auch, dass in den Bereichen der Endometrioseherde Entzündungen entstehen, die sich gegen das eigene Körpergewebe richten.

Interessanterweise lassen sich im Blut der betroffenen Frauen außerdem Antikörper gegen die Gebärmutterschleimhaut nachweisen. Ob diese Reaktionen des Immunsystems jedoch die Antwort auf die Endometriose sind oder die (Mit-)Ursache der Krankheit darstellen, ist noch nicht eindeutig geklärt.

Stress

Auch Stress kann bei der Entstehung von Endometriose eine wesentliche Rolle spielen. Denn nicht nur bekannte Organe wie Herz und Magen reagieren auf stressige Situationen, sondern auch der Hormonhaushalt kann empfindlich gestört werden.

Welche Frau kennt das nicht, dass in stressigen Situationen die Menstruation völlig ausbleibt oder kürzer wird oder länger anhält? Die Tage vor und während der Menstruation geraten durch Stress schnell aus dem Gleichgewicht und bringen den Hormonhaushalt spürbar durcheinander. Somit ist denkbar, dass auch eine Erkrankung wie die Endometriose durch einen stressigen Lebensstil begünstigt werden kann. Hinzukommt, dass Stress das Wachstum von Entzündungen fördert.

Stress wirkt sich also in mehrfacher Hinsicht bei Endometriose negativ aus und sollte unbedingt reduziert oder vermieden werden.

Schadstoffe - eine häufig unterschätzte Ursache

Umweltschadstoffe spielen bei vielen Erkrankungen eine wesentlich größere Rolle, als dies vielfach bekannt ist.

Umweltmediziner sind sich schon lange darin einig, dass viele der heutigen Zivilisationserkrankungen in Verbindungen mit Schadstoffbelastungen stehen. Und dabei ist egal, wie die Krankheit heißt, ob Endometriose, Schizophrenie, Morbus Crohn, Colitis ulcerosa, Rheuma, Migräne, Multiple Sklerose, Hashimoto, Neurodermitis, Müdigkeit, Nahrungsmittelunverträglichkeiten, Depressionen, Fibromyalgie, chronische Candidainfektion, Schuppenflechte und sogar Krebs.

Nicht immer, aber in vielen Fällen sind die daran erkrankten Personen mit Schadstoffen belastet, ohne es zu wissen. Denn die Schulmedizin sieht diese Zusammenhänge nicht, und was nicht gesucht wird, kann auch nicht gefunden werden.

Während das Thema der Schadstoffbelastungen in der herkömmlichen Medizin am liebsten gar nicht stattfindet, ignoriert oder gar belächelt wird, gibt es für Umweltmediziner und naturheilkundlich orientierte Therapeuten gar keinen Zweifel mehr an dem Einfluss von Schadstoffen auf die Gesundheit.

Viele Studien und Erfahrungsberichte existieren hierüber – sie sind in der Öffentlichkeit leider oftmals nicht bekannt. Und in vielen Fällen kommt es erst dann zu deutlichen gesundheitlichen Verbesserungen, wenn die Erkenntnisse von Vergiftung und Entgiftung in die ganzheitlichen Therapiekonzepte einfließen.

Für die Betroffenen stellt die Beseitigung der Schadstoffe oft einen Befreiungsschlag mit einer unvorstellbaren Verbesserung der gesamten Lebensqualität dar. Denn häufig treten bei einer chronischen Schadstoffbelastung noch diverse weitere Symptome auf, die sich durch eine Entgiftung deutlich verbessern. Leider ist der Weg bis dahin meistens sehr lang und nicht in wenigen Monaten erledigt.

Umweltgifte können den gesamten Organismus und die Biochemie des Gehirns beeinträchtigen, sodass Störungen unterschiedlicher Art auftreten. So kann man unter umweltmedizinischen Gesichtspunkten auch bei vielen hormonell bedingten Erkrankungen davon ausgehen, dass Schwermetalle wie Quecksilber, Palladium, Cadmium, Nickel und Blei zu einer Entstehung beitragen oder diese sogar auslösen. Aber auch weitere Umweltgifte wie Holzschutzmittel, Chlor, pharmazeutische Medikamente, Schimmelpilze, Pestizide, Autoabgase, Brom, Fluorid, Bisphenol A (BPA) und polychlorierte Biphenyle können Erkrankungen vorantreiben.

Umweltgifte siedeln sich in diversen Organen an wie beispielsweise in den Eierstöcken, dem Gehirn, dem Darm, der Schilddrüse, Bauchspeicheldrüse, den Knochen und Nervenzellen. Sie können den gesamten Stoffwechsel, das Immunsystem und den Hormonhaushalt so stark beeinträchtigen, dass verschiedene Prozesse nicht mehr reibungslos vonstattengehen. Diese Erkenntnis geht konform mit der Annahme, dass Endometriose durch eine Fehlfunktion des Immun- und Hormonsystems entstehen kann.

So wird auch bei vielen hormonell erkrankten Patientinnen immer wieder ein Zusammenhang mit Schwermetallen oder anderen Schadstoffen beobachtet. Somit sollte bei der Diagnostik auch ein Blick auf eine möglicherweise vorhandene Schadstoffbelastung geworfen werden.

Wird dieser Verdacht bestätigt, so ist für eine erfolgreiche Behandlung der Endometriose neben der herkömmlichen Behandlung zusätzlich eine Ausleitung der Schadstoffe erforderlich.

Der Vollständigkeit halber möchte ich an dieser Stelle auch darauf hinweisen, dass diese Vergiftung eine Ursache der Endometriose sein kann, aber nicht muss. Denn natürlich entstehen hormonell bedingte Erkrankungen auch aufgrund ganz anderer Ursachen. Aber genau dies gilt es zu hinterfragen, aber eine Abklärung einer Schadstoffbelastung gehört heutzutage eben nicht zum Standarduntersuchungsprogramm, sondern muss vom Patienten meistens hartnäckig eingefordert werden.

Dass wir mittlerweile von unendlich vielen Schadstoffen umgeben sind, ist kein Geheimnis mehr. Aber dennoch ist vielen Menschen das gewaltige Ausmaß dieser Belastungen mit schädlichen Stoffen nicht bewusst. Oder man verdrängt es nach dem Motto „dann kann ich ja gar nichts mehr essen und nichts mehr unternehmen". Ganz so schlimm ist es natürlich nicht, man muss nur wissen, wo die Gefahrenquellen lauern.

Und diese fangen schon im eigenen Körper durch Zahnmetalle wie Amalgamfüllungen und metallhaltige Kronen und Brücken an. In den eigenen vier Wänden geht es munter weiter und zwar mit Holzschutzmitteln, Lösungsmitteln in Wandfarben, Formaldehyd in Möbeln, diversen Schadstoffen einschließlich Medikamentenrückständen im Trinkwasser, Aluminium in Deos, Weichmachern in Plastiktrinkflaschen, Lösungsmitteln in Kinderspielzeug, chemischen Zusatzstoffen in Lebensmitteln und Kosmetikartikeln und so weiter.

Dass Umweltfaktoren zur Entstehung von Endometriose beitragen, ist mittlerweile einschlägig bekannt und konnte durch Studien belegt werden. So konnte mittlerweile in mehreren Studien nachgewiesen werden, dass in Endometriosegewebe häufig verschiedene Arten von Umweltschadstoffen vorhanden sind. Oftmals sind Schwermetalle wie Blei, Quecksilber, Cadmium und Kupfer nachweisbar.

Aber auch Lösungsmittel und Pestizide wie Lindan, Formaldehyd, Benzol, PCB, Dioxin und diverse andere sind bekannt für ihren ungünstigen Einfluss auf die Endometriose.

Dabei ist der menschliche Organismus genetisch gar nicht darauf eingestellt, diese ganzen Schadstoffe von allein wieder auszuscheiden.

Besonders hart trifft es diejenigen, die von Natur aus zu den „schwachen Entgiftern" gehören, was meistens auf eine unzureichende Ausstattung mit Entgiftungsenzymen zurückzuführen ist. Hierbei geht es in erster Linie um das fehlende Enzym P450, infolgedessen der Körper nur unzureichend entgiften kann.

Damit erklärt sich, warum einige Frauen mit einer Schadstoffbelastung an Endometriose erkranken und andere nicht. Lesen Sie hierzu das Kapitel „Pyrrolurie – eine oft übersehene Verbindung bei Endometriose".

Dioxin und Endometriose

Der Zusammenhang von Endometriose und Dioxin steht heutzutage außer Frage und konnte schon vor einigen Jahren mehrfach eindrucksvoll nachgewiesen werden. In Tierversuchen fanden amerikanische Wissenschaftler zufällig heraus, dass 80 % der teilnehmenden weiblichen Rhesusaffen Endometriose entwickelten, wenn sie zuvor über einen Zeitraum von 4 Jahren geringen Dioxinmengen ausgesetzt waren. Und je höher die Dioxindosierungen waren, desto intensiver waren die Endometriosesymptome. Affen, die nicht mit Dioxin in Kontakt kamen, entwickelten gar keine Endometriose.

Der Einfluss von Dioxin konnte auch anhand einer Studie bestätigt werden, bei der festgestellt wurde, dass bei an Endometriose erkrankten Frauen ein erhöhter Dioxinspiegel im Blut vorlag. Seit Bekanntwerden des immensen Einflusses von Dioxin auf die Entstehung von Endometriose wurden weitere Studien durchgeführt, die zu vergleichbaren Ergebnissen kamen. Sie bestätigten sogar, dass bereits kleinste Dioxinmengen zu gravierenden Auswirkungen im Organismus führen können.

Der Zusammenhang von Dioxin und Endometriose konnte seinerzeit auch aufgrund des Sevesounfalls in Italien hergestellt werden, der im Jahr 1976 als einer der aufsehenerregendsten Chemieunfälle in die Geschichte der Industrialisierung einging. Durch diesen Unfall wurde eine unbekannte Menge Dioxin freigesetzt, was dazu führte, dass Dioxin auch heute noch Sevesogift genannt wird.

So entwickelten mit diesem Dioxin kontaminierte Kinder eine Chlorakne und sämtliche Anwohner wurden evakuiert. Gesundheitsbehörden rieten Schwangeren aufgrund der extremen Giftigkeit sogar zu einer Abtreibung.

Die weiblichen Anwohner wurden vorsorglich auf eine Dioxinbelastung hin untersucht und wiesen eklatant hohe Dioxinwerte im Blut auf. Auffallend ist und für den Zusammenhang von Dioxin und Endometriose sprechend ist die Tatsache, dass viele dieser Frauen im Laufe der Jahre an Endometriose erkrankten. Ihr Anteil war deutlich höher als derjenige von nicht mit Dioxin belasteten Frauen.

Welch gravierenden Einfluss Dioxin auf den Hormonhaushalt hat, zeigte sich auch durch eine massive Verschiebung des Männer-Frauenverhältnisses. Während vor dem Unfall in Seveso ein Verhältnis von 106 Männern zu 100 Frauen bestand, kehrte sich dieses Verhältnis geradezu dramatisch um und zwar von 26 Männern zu 48 Frauen.

Nun könnte man sagen, dass derartige Unfälle glücklicherweise nur sehr selten geschehen. Das ist sicherlich richtig. Aber trotzdem ist dies noch lange kein Schutz vor einer Kontamination mit Dioxin. Denn dieses umgibt uns weitaus mehr als uns es bewusst ist.

Man kann sich dem Einfluss von Dioxin nicht immer so leicht entziehen, denn durch verschiedene Quellen werden wir häufig unwissentlich mit diesem Schadstoff konfrontiert. So entsteht Dioxin beispielsweise bei Verbrennungsprozessen, gelangt hierdurch in die Luft und somit in den gesamten Verwertungskreislauf. Felder werden verunreinigt und somit Nahrungs- und Futtermittel kontaminiert. Tiere, die diese schadstoffbelasteten Pflanzen essen, landen schließlich als belastetes Schnitzel oder Würstchen samt weiterer Schadstoffe auf unseren Tellern. Wie gesagt, schon kleinste Mengen haben einen großen Einfluss auf die Gesundheit.

Immerhin wurde das Thema inzwischen vom Umweltbundesamt aufgegriffen. So können auf dessen Webseite ausführliche Informationen über die Gefährlichkeit von Dioxin nachgelesen werden:

www.umweltbundesamt.de/chemikalien/dioxine.htm#5

Amalgam und Endometriose

Das Thema „Amalgam" wird seit vielen Jahren kontrovers diskutiert. Geht es nach der Schulmedizin, so ist Amalgam ein harmloser Zahnfüllstoff, der bedenkenlos und in unbegrenzter Menge in die Zähne vieler Millionen Menschen eingesetzt werden kann. Doch geht es immer noch nach der Schulmedizin, so darf dies nicht bei schwangeren Frauen erfolgen, und das bei Patienten herausgebohrte Amalgam muss von Zahnarztpraxen als Sondermüll deklariert werden. Komisch, dass man diesen Sondermüll aber angeblich so gefahrlos zeitlebens mit sich herumtragen kann.

Tatsächlich ist Amalgam ein hochgefährlicher Zahnersatzstoff, der es in sich hat. Auch wenn die allermeisten Zahnärzte immer noch gebetsmühlenartig berichten, wie harmlos Amalgam doch sei, entspricht dies einer Farce für jeden Menschen, der selbst eine chronische Amalgamvergiftung erlebt und überlebt hat.

Tatsache ist, dass Amalgam zu über 50 % aus dem hochgiftigen Quecksilber besteht und auf Dauer den menschlichen Organismus in einem schleichenden Prozess vergiftet. Hinzukommt, dass Amalgam weitere schädliche Substanzen enthält wie Blei, Zinn, Silber, Kupfer und Zink.

Auch Brücken und Inlays enthalten häufig Anteile dieser krankmachenden Bestandteile. Besonders bedenklich ist Palladium, das auch als Spargold bezeichnet wird, da es als noch toxischer gilt als Quecksilber und zudem noch schwieriger auszuleiten ist.

Allein das Quecksilber gilt als so gefährlich, dass es zu den giftigsten Substanzen zählt, die unser Planet überhaupt zur Verfügung hat. Bereits 0,2 bis 1 g Quecksilber im Blut sind tödlich. Da muss die Frage möglich sein, wie es erlaubt sein kann, dass Amalgamträger – finanziert durch die Krankenkassen - häufig ein Vielfaches dieser Menge in ihrem Mund haben dürfen.

Bereits nur 12 Stunden nach dem Einsetzen der Amalgamfüllungen ist das Quecksilber in allen Körperorganen angelangt. Und auch vor dem Gehirn macht es nicht Halt, weil es in der Lage ist, die Blut-Hirn-Schranke zu durchdringen.

Doch damit nicht genug, denn durch ständigen Abrieb, bedingt durch Kaugummikauen, heiße Speisen und Getränke sowie Zähneknirschen wird der Körper Tag für Tag mit weiteren Quecksilbermengen überflutet.

Der Körper wird somit ständig weiter vergiftet, indem das Gift über den Verdauungstrakt in den Organismus befördert wird. Irgendwann läuft das Fass aufgrund dieser systemischen Vergiftung über mit der Folge, dass chronische Erkrankungen entstehen.

Das Fatale ist, dass das im Körper geparkte Quecksilber ohne Hilfe von außen den Körper kaum noch verlassen kann. Die Halbwertzeit von Quecksilber ist so erschreckend hoch, dass man davon ausgeht, dass es den Körper zu Lebzeiten ohne Hilfe von außen nicht mehr verlassen wird.

Auch wer selbst keine Amalgamfüllungen im Mund trägt, ist vor einer Quecksilberbelastung nicht sicher. Denn mittlerweile sind bekanntermaßen viele Nahrungsmittel und insbesondere Fischbestände ebenfalls quecksilberbelastet, sodass man auch seine Ernährungsgewohnheiten überdenken sollte.

Sie meinen, Sie sind trotzdem noch auf der sicheren Seite und haben keine Quecksilberbelastung? Oder Sie wundern sich, dass Sie Quecksilber im Körper haben, und können sich nicht erklären, woher dieses kommen soll? Nun, vielleicht haben Sie es bereits von Ihrer Mutter „geerbt". Denn leider ist Quecksilber plazentagängig, sodass bei einer amalgamtragenden Mutter das Quecksilber auf das ungeborene Kind übergehen kann.

Endokrine Disruptoren

Mittlerweile sind die Erkenntnisse über den Einfluss von Umweltschadstoffen auf die Entstehung der Endometriose so weit gediehen, dass insbesondere Schadstoffe mit hormonell wirkenden Eigenschaften in den Fokus gerückt sind. Hauptsächlich geht es dabei um Substanzen, die auf die Östrogenproduktion einwirken, zumal die Endometriose östrogenabhängig ist, und durch eine Erhöhung des Östrogenpegels Symptome verstärkt werden.

Diese Chemikalien werden als Xenoöstrogene, endokrine Disruptoren (EDCs) oder Hormongifte bezeichnet und kommen zuhauf in unserem Alltag vor. Neben diversen Schwermetallen sind dies moschushaltige Duftstoffe, Weichmacher, die in Kunststoffen verwendet werden und als Bisphenol A und Phthalate bezeichnet werden. Hierbei handelt es sich um gefährliche Inhaltsstoffe, die dauerhaft aus Kunststoffprodukten ausdünsten oder in Kosmetik- und Körperpflegeartikeln wie Zahnpasta, Shampoos, Cremes, Puder, Seifen und Bodylotion enthalten sind. Aber auch zahlreiche Pestizide und Insektizide wirken auf das Hormonsystem ein.

Bei der Ernährung stehen besonders Tierprodukte (Fleisch und Milchprodukte) aus hormonlastiger Massentierhaltung zur Diskussion, denn diese enthalten große Mengen Xenoöstrogene. So weiß man inzwischen, dass Frauen mit einem hohen Fleisch- und Milchproduktverzehr ein massiv erhöhtes Risiko tragen, an Endometriose zu erkranken.

Der Einfluss der hormonell wirksamen Substanzen wird möglich, indem diese zu den Rezeptoren körpereigener Hormone gelangen und diese versperren. Möglich ist auch, dass sie sich mit den Rezeptoren verbinden, was dazu führt, dass das hormonelle System fehlerhafte Signale erhält und hormonelle Regelkreise und andere körpereigene Steuerungsprozesse durcheinander geraten.

Bedenklich ist nicht nur die zugeführte Menge der endokrinen Disruptoren, sondern auch die Anzahl unterschiedlicher Substanzen. Niemand weiß, wie diese untereinander im menschlichen Körper wirken und welche Gefahren und Wechselwirkungen durch einen derartigen Chemiecocktail tatsächlich lauern. Bekannt und bedenklich ist immerhin, dass sich diverse Schadstoffe gegenseitig in ihrer Wirkung verstärken.

Im Übrigen sind nicht nur Frauen dieser Gefahr ausgesetzt, sondern auch Männer. Fachleute gehen längst davon aus, dass die zunehmende Unfruchtbarkeit bei Männern hier ihre Ursachen hat. So wirken auch bei ihnen die endokrinen Disruptoren ungünstig auf das Hormonsystem ein, indem diese wie Östrogene wirken und sich infolgedessen die Spermienkonzentration massiv verringert. Schon lange ist eine derartige Entwicklung in der Tierwelt bekannt, die sich etwa durch eine Verschiebung von Geschlechterverhältnissen zeigt. Erst seit wenigen Jahren rückt dieses Thema zunehmend auch in den Fokus der Humanmedizin.

Auch wenn wir uns bemühen, Schadstoffen möglichst aus dem Weg zu gehen, so ist dies im Zuge der industrialisierten Welt fast unmöglich geworden. Denn überall wird man täglich mit diesen Substanzen konfrontiert, sei es durch die Nahrung, das Trinkwasser oder das Einatmen der Luft.

Handlungsbedarf auf politischer Ebene ist längst überfällig. Genauere Recherchen zu dieser Thematik lassen allerdings vermuten, dass wirtschaftlichen Interessen ein höherer Stellenwert eingeräumt wird als gesundheitlichen.

Risikofaktoren

Auch wenn es bezüglich der Ursache der Endometriose noch immer vielfältige Meinungsunterschiede gibt, so ist zumindest deutlich, dass die Erkrankung im Zusammenhang mit der Menstruation selbst steht. Diese könnte man als den eigentlichen Risikofaktor der Endometriose betrachten.

Studien zeigen zum Beispiel, dass Frauen, die Ihre Regelblutung durch die Einnahme von Medikamenten unterdrücken, signifikant seltener von Endometrioseherde betroffen sind als Frauen, die der Natur hier freien Lauf lassen. Außerdem zeigen andere Studien, dass Frauen, die Ihre Menstruation sehr jung bekommen haben und recht spät in die Wechseljahre gehen, ebenfalls signifikant häufiger an Endometriose erkranken als diejenigen, die sich über einen kürzeren Zeitraum hinweg in der gebärfähigen Phase befanden.

Ebenfalls erhöht sich das Risiko einer Endometriose, wenn man einen sehr kurzen Zyklus hat und dafür eine sehr lange Phase der Blutung. Besonders bei Frauen, deren Blutung im Monat 7 Tage oder länger andauert, ist das Risiko stark erhöht. Ein weiterer Risikofaktor ist eine sehr späte Schwangerschaft. Frauen, die mit 40 Jahren gebären, tragen ein sehr großes Risiko, an Endometriose zu erkranken.

Auch Übergewicht und Untergewicht werden derzeit auf einen Zusammenhang mit Endometriose hin untersucht. Hierzu gibt es allerdings noch keine Ergebnisse, die repräsentativ sind.

Nicht zu unterschätzen sind schließlich die genetischen Voraussetzungen. Denn Endometriose kommt familiär gehäuft vor und wenn Familienmitglieder ersten Grades erkrankt sind, erhöht sich das Risiko deutlich, ebenfalls Endometriose zu bekommen.

Die wichtigsten Risikofaktoren im Überblick:

- niedriger Body-Mass-Index (BMI)
- erhöhter Östrogenspiegel
- Ungleichgewicht von Östrogen und Progesteron
- Kinderlosigkeit
- Menstruationsbeginn in sehr frühem Alter
- später Beginn der Wechseljahre
- kurzer monatlicher Zyklus von weniger als 27 Tagen
- starke und lang andauernde Menstruation
- hoher Alkoholkonsum
- Familienmitglieder (z. B. Mutter, Schwester, Tante) mit Endometriose
- gesundheitliche Umstände, die die monatliche Menstruation beeinträchtigen
- Erkrankungen des Immunsystems
- Umweltschadstoffe
- nährstoffarme Ernährung

Der lange Weg bis zur Diagnose

Wenn man von Endometriose betroffen ist, dann wird man mit so mancher Herausforderung konfrontiert. Geduld zu haben ist nur eine davon und hiervon viel aufzubringen heißt es besonders in der Zeit bis zur Diagnose, denn die lässt häufig lange auf sich warten. Ein holpriger Weg, gepflastert mit unzähligen Arztbesuchen, Fehldiagnosen und der sich stets wiederholenden Erklärung, alles sei nur psychisch bedingt, scheint bei Endometriose geradezu typisch zu sein.

So sind langjährige Ärzte-Odysseen mit hohem Frustpotential leider keine Seltenheit. Der Zeitdruck in Arztpraxen ist enorm, alles muss schnell gehen, für`s Zuhören bleibt keine Zeit. Man ist einfach nur ein Fall von vielen. Bis zum Tag der Diagnose haben die meisten Patientinnen einen langen Leidensweg zurückgelegt, sind von „Pontius nach Pilatus" gelaufen und haben dabei so manche Klinik, diverse Ärzte und Heilpraktiker und durchaus auch mal den einen oder anderen fragwürdigen Wunderheiler konsultiert.

Da werden Vermutungen angestellt, dass man mit Anfang 30 bereits in den Wechseljahren angekommen sein soll. Auch als völlig normale Menstruationsbeschwerden werden die durch Endometriose entstehenden Symptome vielfach vorschnell eingeordnet. Und wenn sich das Ganze auch noch auf die Stimmung auswirkt, dann landet man spätestens an diesem Punkt in der „psychischen Schublade" mit der Diagnose „Depressionen unklarer Genese".

Und später, wenn man sich von seinem zuvor behandelnden Arzt sämtliche Befunde aushändigen lässt, stößt man mitunter auf wundersame Diagnosen, die einem gar nicht mitgeteilt wurden oder sich als offensichtliche Fehldiagnosen entpuppen, die teilweise gar verachtend und beschämend klingen. Im Rückblick, nachdem man die Diagnose Endometriose in Händen hält, bekommt all das einen fahlen Geschmack.

Leider zeigt sich im Praxisalltag immer wieder, dass der Diagnostikweg allzu schnell auf die psychosomatische Schiene führt, wenn keine organischen Befunde erstellt werden können. Aktuelle Statistiken scheinen genau dies zu belegen. Denn nie zuvor gab es so viele psychisch erkrankte Menschen in unserer Gesellschaft. Da darf die Frage berechtigt sein, wie viele von diesen als psychosomatisch eingestuften Patienten tatsächlich psychisch erkrankt sind oder sich nicht doch vielleicht Fehldiagnosen oder Verlegenheitsdiagnosen dahinter verbergen?

Aufgrund der Fehldiagnosen erfahren die Patientinnen nicht selten Therapien, die ihre gesamte gesundheitliche Situation durchaus noch verschlimmern. Hierzu zählen insbesondere Psychotherapien, die den Betroffenen sehr zusetzen und völlig verzweifeln lassen können.

Für die betroffenen Frauen bedeuten diese Falschdiagnosen jedenfalls einen enormen zusätzlichen Leidensdruck. Denn sie haben das Gefühl, dass irgendetwas mit ihnen nicht stimmt, aber keiner diesen Zustand so richtig erklären kann. So wird man langsam aber ganz sicher auf die Schiene der Psychosomatiker oder sogar Hypochonder gesetzt. Und dieser Weg kann nichtabsehbare Folgen haben, wenn man nicht die nötige Kraft aufbringt, sich diesen Anschuldigungen entgegenzusetzen.

Obwohl Endometriose in den letzten Jahren zunehmend bekannter wurde und bei einigen Therapeuten die Sensibilität zu diesem Thema zugenommen hat, so vergehen nach wie vor noch immer durchschnittlich 6 Jahre vom Auftreten der ersten Endometriosezeichen bis zur richtigen Diagnose. Lange Jahre voller Schmerzen, Enttäuschungen und frustrierendem Nichternstgenommen werden.

Da dies ein Durchschnittswert ist, gibt es einige Patientinnen, die frühzeitiger zu ihrer Diagnose gelangen, aber einige müssen auch noch deutlich länger als 6 Jahre auf ihre „Erlösung" warten. Erlösung heißt in diesem Fall, dass man endlich erfährt, welche mysteriöse Krankheit tatsächlich hinter diesem ganzen Leidensweg mit der unerträglichen Ungewissheit und den stetigen Schmerzen steckt. Und dass man endlich bestätigt bekommt, dass man sich nicht anstellt oder alles nur Einbildung ist.

Die Gründe für die häufigen Fehldiagnosen sind vielfältig. Da ist zum einen die Situation, dass sich die Endometriose häufig mit ähnlichen Symptomen zeigt wie verschiedene andere Krankheiten auch. Hinzu kommt, dass sie zweifelsohne immer noch zu den eher unbekannten Krankheiten gehört, sodass Ärzte deren Symptomatik nicht ausreichend kennen. Dies führt zum Leidwesen der Betroffenen dazu, dass viele Ärzte mit diesem Krankheitsbild nicht umfänglich vertraut sind und die oftmals diffusen oder gar widersprüchlich wirkenden Symptome nicht richtig einordnen.

Trotz allen Missmutes, den viele Betroffene sicherlich berechtigterweise von sich geben, darf man allerdings eines nicht vergessen: Viele Ärzte erleben die Endometriose nicht täglich in ihrer Praxis und werden somit mit dem Erscheinungsbild, den Diagnostikmöglichkeiten und Therapien nicht regelmäßig konfrontiert.

Aber bei allem Verständnis für die Therapeuten bedeutet eine nicht erkannte Endometriose eine enorme Belastung für die Betroffenen. Sie fühlen sich unverstanden, müssen sich ständig für die starke Leistungsminderung rechtfertigen und können niemandem erklären, was mit ihnen los ist, weil sie es ja selbst gar nicht wissen.

Wer diesen Weg über mehrere Jahre hinter sich gebracht hat, vergleicht dies nicht selten mit einem Höllentrip. Eine schreckliche Zeit, die man am liebsten vergessen machen würde, aber nicht kann. Hätte man damals schon das Wissen von heute gehabt, hätte dieser Höllentrip so manche Abkürzung erfahren können. Oder wäre man direkt an einen Endometriose erfahrenen Arzt geraten, wäre der Weg auch kürzer ausgefallen.

Dennoch – im Vergleich zu Betroffenen, die vor 20, 30 Jahren an Endometriose erkrankten, stehen die Chancen auf eine frühzeitigere Erkennung der Krankheit heutzutage deutlich besser.

Diagnose

Eine der größten Herausforderungen der Endometriose besteht in der richtigen Diagnose, die in den meisten Fällen erst sehr spät erfolgt und nicht selten ein Zufallsbefund ist oder erst in Verbindung mit unerfülltem Kinderwunsch entdeckt wird.

Dabei kann eine frühzeitige Diagnostik bei vielen Betroffenen den Krankheitsverlauf abmildern und das Risiko von Komplikationen reduzieren. Daher ist es wichtig, Symptome, auch wenn sie noch so unauffällig und unwichtig erscheinen, ernst zu nehmen und dem behandelnden Gynäkologen mitzuteilen.

In den meisten Fällen wird eine Endometriose im Alter zwischen 25 und 35 Jahren diagnostiziert. Diese Altersspanne ist darauf zurückzuführen, dass Mädchen vor der ersten Regelblutung und Frauen nach den Wechseljahren äußerst selten an einer Endometriose erkranken. Zudem ist diese Lebensphase geprägt von der Familienplanung, sodass in dieser Zeit ungewollte Kinderlosigkeit am häufigsten auffällt.

Studien belegen, dass besonders bei jungen Frauen, die an der Krankheit leiden, die Diagnose sehr spät gestellt wird, obwohl sie in dieser Zeit häufig mehrere Ärzte aufsuchen.

Der Grund für diesen langen Leidensweg ist vielfältig und auf verschiedene Umstände zurückzuführen. Einer der Hauptgründe jedoch ist sicherlich, dass nicht nur die betroffenen Frauen, sondern häufig auch die behandelnden Ärzte die auftretenden Symptome häufig als ganz normale Regelschmerzen interpretieren. Ein weiterer Grund neben dem Falsch-Deuten der Symptome ist, dass durch die Einnahme von hormonhaltigen Verhütungsmitteln wie zum Beispiel der Pille oder einer Hormonspirale, die Symptome gelindert werden. Dies führt dazu, dass diese Frauen mehrere Jahre lang die Erkrankung nicht richtig wahrnehmen können.

Erschwerend kommt hinzu, dass es relativ schwierig ist, eine Endometriose zuverlässig zu diagnostizieren. Während bei anderen Erkrankungen meistens verschiedene Diagnostikverfahren zur Verfügung stehen, sind die Möglichkeiten bei der Endometriose sehr eingeschränkt.

Wenn der Verdacht auf eine Endometriose besteht, wird der behandelnde Arzt zunächst ein ausführliches Gespräch (Anamnese) führen, bevor er weitere körperliche und gynäkologische Untersuchungen vornimmt. In vielen Fällen lässt sich bereits anhand des Beschwerdebildes eine Endometriose vermuten.

Nach der Anamnese folgen häufig ein Abtasten des Bauchraumes und eine gynäkologische Untersuchung. Hierbei überprüft der Arzt, ob über die Scheide und über den Darm Knoten oder Schmerzpunkte tastbar sind.

Mit einer Blutuntersuchung wird nach bestimmten Markern für die Endometriose und das Vorhandensein von Antikörpern gegen Endometriose gefahndet, denn sie können wichtige Hinweise auf die Erkrankung sein.

So ist mittlerweile bekannt, dass Endometriose-Patientinnen höhere Werte von Zytokinen wie beispielsweise den CCR-1-Chemokinrezeptoren aufweisen.

Mit einer anschließenden Ultraschalluntersuchung kann der Verdacht auf Endometriose weiter erhärtet werden, wenn beispielsweise Zysten an den Eierstöcken festgestellt werden. Das Vorhandensein von Endometrioseherden kann durch Ultraschalluntersuchungen in der Regel nicht festgestellt werden.

Ein wichtiger Hinweis auf Endometriose kann auch vorliegen, wenn sich in der Vagina kleine Endometriose-Knötchen erkennen lassen. Dies ist allerdings immer davon abhängig, wo die Endometrioseherde lokalisiert sind. Wenn die Endometriose in der Scheide oder am Muttermund sichtbar ist, kann anhand einer hier entnommenen Gewebeprobe eine Diagnose erfolgen. Da bei den meisten Patientinnen die Endometriose jedoch auf den Bauchraum beschränkt ist, ist diese Diagnosemöglichkeit nur in vergleichsweise seltenen Fällen möglich.

Nach wie vor ist für eine zuverlässige Diagnose eine Bauchspiegelung das Mittel der Wahl. Diese Methode wird auch als Laparaskopie bezeichnet und besteht aus einem kleinen Schnitt am Bauchnabel, der unter Vollnarkose erfolgt.

Während dieser Untersuchung kann der Gynäkologe mit einer kleinen Videokamera in den Bauchraum hineinsehen und Endometrioseherde als kleine bräunliche Punkte auf dem Gewebe erkennen. Falls der Befund positiv ausfällt, werden die Herde während der Bauchspiegelung sofort entfernt. Auch bei Verwachsungen nutzt man die Gelegenheit und löst diese sofort während des Eingriffs. Somit kann die Bauchspiegelung, die zunächst nur als Diagnostikmethode angedacht war, gleichzeitig als Therapie-Möglichkeit genutzt werden, und es muss keine weitere Operation angesetzt werden.

Für eine sichere Diagnose ist es wichtig, während der Bauchspiegelung eine Gewebeprobe zu entnehmen und diese anschließend feingeweblich zu untersuchen. Dies ermöglicht auch die Einschätzung, in welchem Stadium sich die Endometriose befindet.

Da die Bauchspiegelung immer ein vergleichsweise großer Eingriff ist und unter Vollnarkose stationär erfolgt, gibt es immer wieder Bemühungen, alternative Diagnosemöglichkeiten voranzubringen.

Interessant erscheint eine vaginale Biopsie, die deutlich schmerzreduzierter und weniger aufwändig ist, wie seinerzeit in einem Bericht des Fachmagazins „Human Reproduction" nachzulesen war. Hier wurde eine neuartige Diagnostikmethode vorgestellt, die zukünftig in die gynäkologischen Praxen einziehen könnte. Bei der Entwicklung dieser neuen vaginalen Biopsie-Methode machten sich Forscherteams der Universität Sydney und Leuven die Tatsache zunutze, dass Frauen mit einer Endometriose in der Schleimhaut, die sich innerhalb der Gebärmutter befindet, bestimmte Nervenfasern aufweisen.

Diese Nervenfasern, die bei gesunden Frauen kaum vorhanden sind, lassen sich durch eine einfache Gewebeprobe der Gebärmutterschleimhaut nachweisen, was letztendlich eine Diagnose der Endometriose ermöglichen soll. Bisher gehen die Studien davon aus, dass dieses Diagnostikverfahren vergleichsweise zuverlässige Aussagen ermöglicht wie eine Bauchspiegelung.

Wie sicher eine Endometriose-Diagnose letztendlich gestellt werden kann, hängt nicht nur von der angewandten Methode ab, sondern auch von der Erfahrung des behandelnden Arztes. So kann im ungünstigen Fall auch eine Bauchspiegelung einen negativen Befund hervorbringen, obwohl eine Endometriose vorliegt. Um möglichst sicher zu gehen, ist es daher empfehlenswert, sich direkt an ein entsprechendes Endometriose-Zentrum zu wenden.

Die Diagnose – und was jetzt?

Wenn man vom Arzt eine vermeintlich niederschmetternde Diagnose erhält, dann ist zunächst guter Rat teuer. Man ist wie vor den Kopf geschlagen, versteht womöglich gar nicht, wovon der Arzt eigentlich spricht und ahnt die Ausmaße seiner Erkrankung nicht mal ansatzweise. Wie auch, wenn man bis zum heutigen Tag noch nie etwas von Endometriose gehört hat, einer ominösen Erkrankung, dessen Namen man sich kaum merken kann?

Dabei bedeutet die Diagnose für viele Betroffene Fluch und Segen zugleich. Als Segen wird sie empfunden, weil man endlich weiß, woran man erkrankt ist und Hoffnung schöpfen kann, dass es gesundheitlich wieder bergauf geht. Denn wer eine jahrelange Odyssee hinter sich gebracht hat, während der die Krankheit nicht erkannt wurde und nun die Diagnose Endometriose erhalten hat, ist einerseits froh, endlich eine Erklärung für seinen desolaten Gesundheitszustand erhalten zu haben.

Denn nun weiß man, dass man sich all die Symptome nicht nur eingebildet hat. Und endlich kann man gezielt etwas dagegen unternehmen.

Aber dennoch kann die Diagnose auch ein Fluch sein, wenn man erkennt, dass man eine chronische Krankheit hat, deren Verlauf nicht absehbar ist. Bei der man auch langfristig damit rechnen muss, dass es zu immer wiederkehrenden Beschwerden und Menstruationsschmerzen kommt. Und ganz besonders ist die Endometriose ein Fluch, wenn ein bestehender Kinderwunsch dadurch in Gefahr gerät.

Und je mehr man sich über die Endometriose informiert, desto mehr Angst kommt womöglich noch hinzu. Man möchte irgendwo aufgefangen werden, sich austauschen können und Antworten auf die vielen Fragen bekommen. Da kreisen viele Dinge im Kopf herum, die so manches Mal verzweifeln lassen.

Auch die Aussicht, dass man nicht innerhalb weniger Tage wieder gesund wird, sondern möglicherweise viele Jahre lang bis zum Eintritt in die Wechseljahre mit Beschwerden rechnen muss, verbessert die Laune nicht.

Diese entmutigende Situation wird schließlich von Unbehagen begleitet, weil man sich mit dieser mysteriösen Erkrankung ziemlich allein gelassen fühlt. Denn auch die behandelnden Ärzte, die in dieser Zeit zu den wichtigsten Ansprechpartnern gehören, können einen nicht auffangen, weil in deren Praxisalltag kein Platz dafür vorgesehen ist. Abgesehen davon sind viele Ärzte ohnehin nur unzureichend über die Erkrankung informiert, es sei denn, man ist Patientin in einem Endometriose-Zentrum.

Und dennoch ist all das kein Grund, den Kopf hoffnungslos in den Sand zu stecken! Hilfreich ist vielmehr ein aktives Auseinandersetzen mit der Erkrankung, denn dadurch hat man gute Chancen, die Beschwerden zu lindern, die Lebensqualität zu verbessern und den Kinderwunsch vielleicht doch noch zu erfüllen.

Nützlich sind Fragen wie diese:

- Wie wird die Endometriose mein Leben verändern?
- Kann ich Sport treiben?
- Ist trotz der Endometriose eine Schwangerschaft möglich?
- Wie können sich durch eine Therapie die bisherigen Symptome verbessern?
- Vertrage ich die verordneten Medikamente und welche Nebenwirkungen können auftreten?
- Wie wird mein Umfeld mit der Erkrankung umgehen – meine Familie, Arbeitskollegen und Freunde?
- Wie wird sich die Erkrankung zukünftig entwickeln?

Damit man nicht allein mit all seinen Fragen steht, ist es für viele Patienten sehr hilfreich, sich von außen unterstützen zu lassen. Dabei geht es darum, einfühlsame und Trost spendende Gespräche mit vertrauten Personen zu führen. Dies können Familienangehörige, enge Freunde oder Mitbetroffene sein, auch Selbsthilfegruppen und psychotherapeutische Begleitung kommen in Frage.

Hingegen wird sich der behandelnde Gynäkologe erfahrungsgemäß eher auf die medizinischen Grundlagen der Erkrankung beschränken und in erster Linie die Aspekte der Behandlung vermitteln.

Leider wird immer wieder von Betroffenen berichtet, mit welcher Gleichgültigkeit und Kaltherzigkeit viele Gynäkologen den Endometriose-Patientinnen begegnen. Denn wie feinfühlig mutet es an, wenn man direkt nach der Diagnosestellung mit Dingen konfrontiert wird, die die ganze geplante Zukunft auf den Kopf stellt? Wie fühlt sich das an, wenn man als Patientin im Alter von 30 Jahren erfährt, dass man eine schwere Endometriose hat und der Kinderwunsch sich damit erledigt haben soll?

Oder wie soll man damit umgehen, wenn man in jungen Jahren in künstliche Wechseljahre geschickt wird, obwohl diese laut Geburtsjahr eigentlich noch in weiter Ferne liegen? Und leider kommt es auch immer wieder vor, dass in Erstgesprächen von Entfernungen der Gebärmutter oder Eierstöcke und einer Totaloperation die Rede ist.

Es zeigt sich leider viel zu oft, dass zum Leidwesen der Patientinnen in vielen Praxen die menschliche Betreuung zu wünschen übrig lässt.

Über kurz oder lang erkennt man schließlich, dass man sich selbst um die Krankheit oder vielmehr den Gesundungsprozess kümmern muss und dass in vielen Praxen menschliche Umgangsformen vergeblich gesucht werden. Und dass hier nicht vorgesehen ist, seine Ängste und Nöte mit dem Arzt zu besprechen. Als Konsequenz hieraus ist die Eigenverantwortlichkeit bei der Endometriose unabdingbar.

Zwangsläufig wird man im Laufe der Zeit schließlich zum Experten in der eigenen Sache. Durch Beschaffung von vielen Informationen, Austausch mit anderen Betroffenen und das genaue Beobachten des eigenen Körpers kann man viel dazu beitragen, die Krankheit besser zu verstehen und Bewältigungsstrategien wie beispielsweise Stressreduzierung zu entwickeln.

Hormone und ihre Bedeutung im menschlichen Körper

Hormone gehören zu den wichtigsten Botenstoffen unseres Organismus, am bekanntesten sind die Geschlechtshormone, die in Östrogene, Gestagene und Androgene unterteilt werden. Grundsätzlich produzieren Frauen und Männer weibliche (Östrogene und Gestagene) und männliche Geschlechtshormone (Androgene), allerdings unterscheidet sich dies stark im jeweiligen Mengenverhältnis.

Hormone werden in verschiedenen Drüsen produziert wie insbesondere den Eierstöcken, der Schilddrüse, Nebenschilddrüse, Bauchspeicheldrüse, Hirnanhangdrüse und den Nebennieren. Die Drüsen geben die Hormone ins Blut ab, von wo aus sie ihre jeweiligen Zielorgane erreichen, um sich dort an spezielle Rezeptoren zu binden. Einige der Hormone benötigen die Weiterleitung über die Blutbahn nicht, sondern wirken direkt in der Nachbarschaft der hormonproduzierenden Zelle.

Der menschliche Organismus benötigt Hormone für vielfältige Aufgaben wie etwa zur Regulierung des Blutdrucks, Wasserhaushaltes, Blutzuckerspiegels und der Schwangerschaft.

Das Hormonsystem ist nicht nur äußerst komplex, sondern auch sehr sensibel und kann durch diverse äußere Faktoren ungünstig beeinflusst werden. Neben Stress und einer unzureichenden Nährstoffversorgung haben auch Umweltschadstoffe einen starken Einfluss auf das Hormongeschehen, infolgedessen die Hormone völlig durcheinander geraten und diverse gesundheitliche Beeinträchtigungen auftreten.

Unabhängig von diesen Einflussfaktoren sind Frauen im Laufe ihres Lebens hauptsächlich in 3 Phasen von einem unausgeglichenen Hormonhaushalt betroffen: in der Pubertät, der Schwangerschaft und den Wechseljahren. Während einige Frauen diese Veränderungen gar nicht oder nur wenig wahrnehmen, kommt es bei anderen zu massiven Beeinträchtigungen, die sich auf vielfältige Weise zeigen und die Lebensqualität trüben können. Je nach Situation ist die Hormonproduktion nur vorübergehend unzureichend oder vermehrt wie etwa während der Schwangerschaft.

Schon kleinste Veränderungen der Hormone führen zu körperlichen Symptomen, größere Veränderungen hingegen zu gravierenden gesundheitlichen Beeinträchtigungen wie Menstruationsbeschwerden, Hitzewallungen, Migräne und Depressionen. Desweiteren sind Haarausfall, starke Erschöpfung, Schlafstörungen, Hautprobleme, Herz- und Kreislaufprobleme sowie ein erhöhtes Osteoporose-Risiko möglich.

Bei der Endometriose liegt ursächlich eine hormonelle Störung in Form einer Östrogendominanz zugrunde. Diese geht häufig mit einem Progesteronmangel einher, der besonders in der sogenannten Lutealphase auftritt. Hinzukommt bei einigen Frauen eine Progesteronresistenz, sodass das Progesteron seine Wirkung nicht voll entfalten kann.

Der Hormonhaushalt unterliegt ständigen Schwankungen, die stündlich, täglich oder monatlich stattfinden. Je nachdem, welcher Hormonwert bestimmt werden soll, müssen diese zeitlichen Schwankungen bei der Untersuchung berücksichtigt werden, um aussagekräftige und zuverlässige Befunde zu erhalten.

Behandlung mit Hormonpräparaten

Die Möglichkeiten der Endometriose-Behandlung sind vielfältig, und man sollte sich vor einer Entscheidung mit den verschiedenen Behandlungsoptionen immer gründlich auseinandersetzen. Wichtig ist dabei immer, dass das Therapiekonzept auf die individuellen Bedürfnisse abgestimmt wird.

Endometriose ist eine hormonabhängige Krankheit, die in erster Linie auf das Vorhandensein von Östrogenen angewiesen ist, indem die Schleimhautinseln Östrogen für ihr Wachstum benötigen. Diese werden bei Frauen im gebärfähigen Alter bis hin zu den Wechseljahren hauptsächlich von den Eierstöcken produziert.

Auf dieser Grundlage setzen die medikamentösen Behandlungen daran an, regulierend in den Hormonhaushalt einzugreifen und somit das weitere Wachstum und die Entstehung neuer Endometrioseherde zu verhindern.

Dabei geht es in erster Linie darum, den Östrogenspiegel zu senken. Für Hormontherapien stehen verschiedene Präparate zur Verfügung wie die Antibabypille, Antiöstrogene, Antigestagene, reine Gestagenpräparate und GnRH-Analoga.

Eine Hormonbehandlung wird in der Schulmedizin häufig als alleinige Therapiemaßnahme eingesetzt, aber auch im Anschluss an eine Operation, um deren Erfolg zu unterstützen und ein erneutes Auftreten von Endometrioseherden zu verhindern.

Welche Methoden bzw. welche Hormonpräparate letztendlich gewählt werden und ob sie erfolgreich sein können, ist weitestgehend davon abhängig, welcher Befund zugrunde liegt und ob die Patientin in absehbarer Zeit schwanger werden möchte oder nicht. Auch die Frage, ob die Familienplanung überhaupt noch ansteht, kann bei der Entscheidungsfindung eine wesentliche Rolle spielen.

Denn in vielen Fällen greifen die Hormontabletten so intensiv in den Hormonhaushalt ein, dass eine Schwangerschaft zumindest vorübergehend ausgeschlossen wäre. Je nach Lebensplanung kann diese Situation ein ziemliches Dilemma für die betroffenen Frauen bedeuten. So sollte abhängig von der Ausprägung der Endometriose abgewogen werden, ob eine Hormonbehandlung tatsächlich Priorität haben sollte.

Wenn zur Behandlung Hormone eingesetzt werden, die keine Monatsblutung mehr zulassen und hierdurch quasi künstliche Wechseljahre erzeugt werden, sollte eine derartige Medikamenteneinnahme nicht länger als 6 Monate erfolgen.

So erfolgreich die hormonellen Behandlungen kurzfristig auch sein mögen, eine Heilung ist durch diese nicht möglich. Auch eine endgültige Schmerzreduzierung wird bei vielen Frauen nicht erreicht.

Und sollten die Beschwerden dennoch während der Hormoneinnahme verschwinden, so flackern sie zumeist nach dem Absetzen der Medikamente schnell wieder auf. Erst mit dem Eintritt der Wechseljahre beruhigt sich bei den meisten Patientinnen die Endometriose dauerhaft.

Bei einer Hormonbehandlung sollte schließlich auch das Risiko von möglichen Nebenwirkungen bedacht werden wie unter anderem Gewichtszunahme, Brustschmerzen, Thromboseembolie, Haarausfall, Akne, Schlaflosigkeit, depressive Verstimmungen, Ödembildungen und Muskelkrämpfe.

Antibabypille

Wer in naher Zukunft keine Schwangerschaft plant, ist in der Regel mit der Antibabypille gut bedient. Durch die Mischung aus Östrogenen und Gestagenen bildet sich die Gebärmutterschleimhaut zurück, was eine Abheilung der Endometriose begünstigt. Es kommt zu einer verminderten Regelblutung, was automatisch zu reduzierten Menstruationsschmerzen führt.

Wenn man die Monatsblutung gänzlich ausschalten möchte, ist es möglich, die Pille durchgehend einzunehmen. Damit verringert man die endometriosebedingten Beschwerden nicht nur, sondern es kommt meistens zu einer Rückbildung der Endometrioseherde.

Da dieser Schritt jedoch einen gravierenden Eingriff in den gesamten Hormonhaushalt bedeutet, sollte er mit dem behandelnden Therapeuten eingehend besprochen und abgewogen werden.

Die Antibabypille gilt derzeit nicht als eine offiziell anerkannte Behandlungsmethode der Endometriose mit der Folge, dass die Kosten durch gesetzliche Krankenkassen in der Regel nicht übernommen werden.

Gestagene und natürliches Progesteron

Neben Kombinationspräparaten aus Östrogenen und Gestagenen können auch reine Gestagene bei der Endometriosebehandlung eingesetzt werden, wenngleich die Rückbildung der Endometrioseherde geringer ist als bei den GnRH-Agonisten.

Doch was genau sind Gestagene? Beschäftigt man sich eingehender mit diesem Thema, stellt man schnell fest, dass eigentlich nur eines klar ist: Sie sorgen häufig für Verwirrung, weil sie mit unterschiedlichen Namen bezeichnet werden wie etwa Gelbkörper-Hormone, Schwangerschaftshormone, Progesteron, Progestagene, Progestine und Corpus-Luteum-Hormone.

Progesteron ist ein wichtiges Hormon, das diverse Aufgaben im weiblichen Organismus übernimmt. So wird es beispielsweise nach dem Eisprung von den Eierstöcken produziert, um eine Schwangerschaft zu unterstützen. Aber Progesteron ist auch ein wichtiger Gegenspieler des Östrogens und in der Lage, dieses in Schach zu halten damit es nicht Überhand nehmen kann.

Um einen ausgeglichenen Hormonhaushalt zu erreichen, ist es erforderlich, dass Östrogen und Progesteron in einem bestimmten Verhältnis zueinander vorhanden sind. Da bei vielen Endometriose-Patientinnen eine Übermacht des Östrogens vorliegt und die Endometrioseherde bekanntermaßen östrogenabhängig reagieren, kann die Gabe von Progesteron also als ein wichtiger Gegenspieler positiv auf den Krankheitsverlauf einwirken.

In der Praxis ist allerdings weniger von Progesteron die Rede als vielmehr von Gestagenen. Mit dieser Bezeichnung sind meistens die künstlich hergestellten Hormone gemeint, die in verschiedener Darreichungsform bei Wechseljahresbeschwerden oder als Verhütungsmittel eingesetzt werden.

Im Allgemeinen können Gestagenpräparate zur Behandlung bei allen Endometriose-Stadien über einen langen Zeitraum hinweg eingenommen werden. Wenn der Körper längerfristig Gestagene erhält, wird eine Rückbildung der Endometrioseherde erreicht. Zwar gehen damit auch diverse Symptome zurück, aber leider kommen meistens neue hinzu.

Denn häufig treten durch den veränderten Hormonhaushalt Zwischen- und Schmierblutungen auf, sowie Schlaflosigkeit, Depressionen, fettige Haut, Akne, Migräne, ein Spannungsgefühl in der Brust und Stimmungsschwankungen. Bei einigen Frauen kommt es außerdem zu einer unerwünschten Gewichtszunahme.

Auch das Risiko, schwere Erkrankungen wie einen Schlaganfall, Herz-Kreislauf-Erkrankungen oder Krebs zu bekommen, nimmt mit der Einnahme von synthetischen Gestagenen bedenklich zu. In Studien wurde festgestellt, dass mitunter die schwerwiegenden Risiken, die aufgrund einer Gestageneinnahme bestehen, deren Nutzen übersteigen können.

Wie man heute weiß, entstehen diese Nebenwirkungen aufgrund der nicht identischen Struktur der synthetischen Gestagene und des natürlichen Progesterons. Denn künstlich hergestelltes Gestagen ist dem körpereigenen Progesteron zwar sehr ähnlich, aber in der molekularen Struktur nicht identisch. Und dies ist ein ganz wichtiger Unterschied, der leider vielfach nicht berücksichtigt wird.

Daher gehen auf dieser Grundlage immer mehr Ärzte dazu über, alternative Präparate zu verwenden, die möglichst aus natürlichem Progesteron bestehen. Zwar werden derartige Präparate auch künstlich hergestellt, aber deren Inhaltsstoffe verfügen über dieselbe chemische Struktur wie das körpereigene Progesteron. Und dementsprechend kann es vom Körper ganz anders verwertet werden.

So wird das natürliche Progesteron aus pflanzlichen Bestandteilen gewonnen, indem so genannte Saponine genutzt werden. Zu den am häufigsten verwendeten Saponinen gehört das Diosgenin, das beispielsweise aus der wilden Yamswurzel hergestellt wird.

Mittlerweile hat sich die Verwendung von Progesteron-Cremes als sehr effektiv erwiesen, weil deren leichte Dosierbarkeit ideal an die individuellen Bedürfnisse angepasst werden kann. Aber auch die leichte Aufnahme des Progesterons über die Haut wird als wichtiger Pluspunkt dieser Präparate gesehen. Das aufgenommene Progesteron wird in den Fettzellen gespeichert und gelangt von dort aus in regelmäßigen Abständen in den Blutstrom. Über diesen Mechanismus ist im Vergleich zu einer oralen Einnahme eine wesentlich niedrigere Dosierung erforderlich.

Die verwendete Creme sollte ca. 1,6 % natürliches Progesteron enthalten und kein Kombinationspräparat sein, das beispielsweise mit Östrogen angereichert ist. Neben Cremes gibt es auch natürliches Progesteron in Form von Tabletten, Zäpfchen und Injektionen. Die Anwendung erfolgt in der Regel täglich vom 10. bis zum 28. Zyklustag und sollte mit dem behandelnden Arzt unbedingt abgeklärt werden.

Natürliches Progesteron verursacht im Gegensatz zu synthetisch hergestellten Präparaten nur selten Nebenwirkungen, wenn die zugeführte Dosierung der Menge entspricht, die der Körper selbst herstellen würde. Wenn es doch zu leichten Unpässlichkeiten wie beispielsweise einer vermehrten Pickelbildung kommen sollte, klingen diese meistens bereits nach wenigen Wochen wieder ab.

GnRH-Analoga

Wenn eine komplette Unterdrückung der Eierstockfunktion erforderlich ist, kommt es zum Einsatz von künstlich hergestellten Hormonen, den GnRH-Analoga.

Eine derartige Therapie setzt an der Hirnanhangdrüse an, die die Regulationsstelle der Hormonproduktion bildet. Sie trägt dazu bei, dass durch die Ausschüttung der Hormone LH und FSH Eizellen in den Eierstöcken heranreifen können. Während dem Heranreifen der Eizellen kommt es zur Östrogenproduktion in den Eierstöcken, was jedoch durch die Blockierung der Ausschüttung von LH- und FSH-Hormonen in der Hirnanhangdrüse unterbunden wird.

Infolgedessen werden die versprengten Schleimhautherde nicht mehr mit Östrogen versorgt, sodass diese eintrocknen, und auch keine Neubildungen möglich sind.

Wenn die Hormonproduktion der Eierstöcke abnimmt oder ganz gestoppt wird, bleibt die Regelblutung nach den ersten 4 Wochen der Einnahme aus und der Körper wird in einen Zustand von künstlich erzeugten Wechseljahren versetzt.

So vielversprechend diese Behandlung auch klingt – ganz ohne Nebenwirkungen geht sie meistens nicht vonstatten. Durch die GnRH-Analoga kommt es zu einem vorübergehenden Zustand wie in den Wechseljahren, der damit verbunden ist, dass auch wechseljahrestypische Beschwerden in Form von Schwindelanfällen, Schweißausbrüchen, Stimmungsschwankungen, Depressionen, Hitzewallungen, Schlafstörungen, trockener Scheide und leichten Bauchschmerzen auftreten können.

Außerdem kann eine Verringerung der Knochendichte auftreten, wenn man das Medikament über einen zu langen Zeitraum anwendet. Langfristig besteht dann die Gefahr, dass sich eine Osteoporose entwickelt. Inwieweit diese Nebenwirkungen überhaupt auftreten, ist sehr unterschiedlich.

Aufgrund der unerwünschten mitunter sehr belastenden Nebenwirkungen nehmen die meisten Patientinnen zusätzlich zu den GnRH-Analoga Medikamente („add back") ein, die niedrig dosierte Hormone wie Östrogen und Gestagen enthalten. Diese Medikamente verringern die Nebenwirkungen und senken die Gefahr einer Osteoporose nachhaltig.

GnRH-Analoga sollten möglichst nicht länger als 6 Monate eingenommen werden. Dann sollte die Behandlung erfolgreich abgeschlossen oder durch eine andere ersetzt werden.

Blieb bis zu diesem Zeitpunkt der Kinderwunsch versagt, kann nach dieser Behandlung häufig eine Schwangerschaft eintreten.

Sind durch die Endometriose jedoch die Eierstöcke stark beeinträchtigt, so ist eine alleinige Behandlung mit GnRH-Analoga in der Regel nicht ausreichend. In diesen Fällen kann eine Operation notwendig werden, deren Verlauf wiederum durch die GnRH-Analoga vereinfacht werden kann. Denn durch diese Medikamente ist es möglich, die Endometrioseherde zu verkleinern, was den Erfolg einer Operation deutlich erleichtert.

Operation

Wenn eine Endometriose besonders stark ausgeprägt ist, schwerwiegende Verwachsungen vorhanden sind, und die Endometrioseherde große Flächen einnehmen, führt in der Regel kein Weg an einer Operation vorbei. Sie kommt meistens dann in Betracht, wenn alle anderen zur Verfügung stehenden Behandlungsmethoden nicht gegriffen haben und auch zukünftig ohne eine Operation keine Linderung zu erwarten ist, sowie bei unerfülltem Kinderwunsch.

Wenn die Operation erfolgreich verläuft, kommt es in vielen Fällen zu einer schnellen Schwangerschaft. Dabei kann auch die Entfernung von minimalen Endometrioseherden zu diesem Erfolg verhelfen.

Im Allgemeinen gilt heutzutage eine Operation bei den Behandlungsoptionen nicht mehr als die erste Wahl, sondern häufig als der letzte Ausweg. Denn mittlerweile weiß man, dass auch eine Operation keine Garantie dafür ist, dass sich zukünftig keine erneuten Endometrioseherde mehr bilden. Immerhin kehrt in bis zu 50 % der Fälle die Endometriose zurück. So empfehlen Ärzte bei einigen Patientinnen eine Kombination aus Operation und zusätzlicher Hormontherapie, um das Wiederauftreten zumindest zu verzögern. Dennoch heißt es leider allzu oft „nach einer Endometriose-OP ist vor der Endometriose-OP".

Grundsätzlich dient eine Operation dazu, alle erreichbaren Endometrioseherde zu entfernen beziehungsweise zu zerstören. Je nach Lokalisation der Herde kann es vorkommen, dass nicht alle vorhandenen Herde entfernt werden können. Allerdings erfordern die verschiedenen Erscheinungsformen und Lokalisationen der Endometriose unterschiedliche Operationsverfahren. Für die Herdbeseitigung kommen verschiedene Methoden in Betracht wie eine Laser- oder Strombehandlung und eine Wärmeeinwirkung.

Meistens besteht die Operation aus einer Bauchspiegelung, wobei es in Einzelfällen erforderlich sein kann, einen aufwändigeren Bauchschnitt (Laparatomie) vorzunehmen. Die Bauchspiegelung wird auch als Laparaskopie bezeichnet und besteht aus einem oder zwei kleinen Schnitten am Bauchnabel, die unter Vollnarkose erfolgen.

Während dieser Untersuchung kann der Gynäkologe mit einer kleinen Videokamera in den Bauch hineinsehen und Gewebeproben von verdächtigen Stellen entnehmen, die für eine sichere Diagnose wichtig sind. Denn eine zuverlässige Diagnose ist nur möglich anhand von Gewebeproben und einer anschließenden feingeweblichen Untersuchung.

Für eine bessere Sicht des Chirurgen wird bei der Bauchspiegelung das Bauchgewölbe mithilfe von CO_2-Gas aufgeblasen. Über einen Monitor kann man dann in Echtzeit den gesamten Operationsbereich überblicken und die erforderlichen Maßnahmen ergreifen.

Während der Operation werden die erkennbaren Endometrioseherde verödet, Verwachsungen gelöst und Zysten ausgeschält. Mit etwas Glück kann man eine Zyste ohne Operation beseitigen, indem der Gynäkologe ambulant eine Punktion der Zyste vornimmt. Dieses Verfahren ist risikoärmer und weniger belastend für die Patientin. Dennoch – unangenehm ist es trotzdem.

Bereits ohne die Ergebnisse der Gewebeprobe kann der Chirurg aufgrund der optischen Gegebenheiten der Endometrioseherde wichtige Rückschlüsse ziehen und möglicherweise feststellen, ob es sich um frische oder ältere Herde handelt.

Als besondere Herausforderungen an den Chirurgen stellen sich immer wieder Verwachsungen im Bauchraum dar. Diese entstehen im Zusammenhang mit der Endometriose und können zu weitreichenden Komplikationen führen. Verwachsungen zeigen sich oftmals als Zufallsbefund, wenn andere Operationen im Bauchraum erfolgen wie etwa bei einer Blinddarmoperation.

Aber auch während einer zu Diagnostikzwecken durchgeführten Bauchspiegelung werden oftmals Verwachsungen entdeckt und nach Möglichkeit aufgelöst. Dies gilt auch für Verwachsungen der Eileiter, die während der Bauchspiegelung häufig auf ihre Durchlässigkeit hin untersucht werden.

Egal, welcher der jeweiligen Eingriffe in Betracht kommt, es ist immer wichtig, dass das umliegende Gewebe und die betroffenen Organe geschont und nicht beschädigt werden beziehungsweise erhalten bleiben. Allerdings kann es in schwerwiegenden Einzelfällen notwendig sein, die Eierstöcke, Eileiter, Gebärmutter und möglicherweise sogar Bereiche des Darms zu entfernen, um die Herde der Endometriose vollständig zu entfernen. Meistens will man mit diesem radikalen Eingriff erreichen, dass der Körper keine weiblichen Hormone mehr produziert, die im Zusammenhang mit der Endometriose stehen.

Eine derart umfangreiche Operation ist quasi die letzte Option, um eine schwerwiegende Endometriose zu behandeln. Sie erfolgt heutzutage nur noch sehr selten und meistens bei älteren Frauen. Wenn die Patientin keinen Kinderwunsch mehr hegt, kann die Entscheidung für einen derartigen Eingriff leichter fallen, als wenn sie noch schwanger werden möchte.

War bis vor einigen Jahren eine Operation in vielen Fällen eine der häufigsten Therapiemaßnahmen bei einer Endometriose, so hat sich der Umgang mit der Erkrankung dahingehend verändert, dass der Umfang der Operationen inzwischen konservativer erfolgt. Dies gilt insbesondere dann, wenn die Familienplanung noch nicht abgeschlossen ist. Hier geht es vorrangig um den Erhalt der erforderlichen Fortpflanzungsorgane wie den Eileitern, Eierstöcken und der Gebärmutter.

Egal, wie umfangreich und organschonend eine Operation auch erfolgen soll - eine Operation ist niemals komplett ohne irgendwelche Risiken möglich. Somit sollte deren Durchführung immer gründlich abgewogen werden.

Und auch wenn man seinem behandelnden Arzt gegenüber großes Vertrauen hat, sollte man sich trotzdem darüber bewusst sein, dass eine Operation vielfältige Risiken mit sich bringt. So können durch Instrumente, die während der Operation eingesetzt werden, Schädigungen von Organen und Nerven entstehen. Es kann auch zu Unverträglichkeiten der Narkosemittel, Blutungen, Nachblutungen, Wundheilungsstörungen sowie schwerwiegenden Komplikationen wie einem Darmverschluss oder einer Bauchfellentzündung kommen.

Zudem besteht eine 50 %-ige Wahrscheinlichkeit, dass nach einer erfolgten Operation erneute Endometrioseherde entstehen. Langfristig können sich insbesondere im Bereich der Operationsnarben Verwachsungen entwickeln. Häufig stehen die auftretenden Komplikationen im Zusammenhang mit der Ausdehnung und Lokalisation der Endometrioseherde.

Trotz all dieser Risiken sollte man einem Eingriff jedoch nicht mit zu viel Angst begegnen. Meistens verlaufen die Operationen ohne diese unerwünschten Nebenwirkungen – aber bewusst machen sollte man sich diese Möglichkeiten trotzdem und sich nicht leichtfertig „mal eben unters Messer legen".

Dass eine Operation möglichst erfolgreich verläuft, kann man mit einigen Dingen positiv beeinflussen. So ist ein OP-Erfolg maßgeblich von der Erfahrung des Chirurgen abhängig, weil er mit all den Tücken der Endometriose vertraut ist und zudem weiß, wie und wo er im Bauchraum nach Endometrioseherden Ausschau halten muss.

Zudem ist es möglich, mithilfe bestimmter Präparate den Operationsverlauf günstig zu beeinflussen. So ist es beispielsweise nach der Operation hilfreich, durch die Einnahme von Enzymen die Wundheilung zu beschleunigen und Verwachsungen vorzubeugen.

Für eine schnellere Wundheilung und ein Stillen der Blutungen sind häufig auch homöopathische Arnika-Globuli C30 hilfreich. Wenn tiefere Schnitte erfolgten, sollen Staphisagria-Globuli C30 während der ersten 5 Tage nach der Operation gute Dienste leisten.

Um eine erneute Bildung von Endometrioseherden zu verhindern, erfolgt im Anschluss an eine Operation häufig eine medikamentöse Nachbehandlung von bis zu 6 Monaten. Hierfür stehen mehrere Optionen zur Verfügung wie beispielsweise eine Depot-Spritze oder Tabletten, mit denen die Eierstockfunktion und damit die Hormonproduktion blockiert werden.

Auch ein Kuraufenthalt in einer auf Endometriose spezialisierten Rehabilitationsklinik kann angezeigt sein. Dieser ist besonders bei umfangreichen Operationen zu empfehlen.

Balneotherapie

Bei der Balneotherapie, die auch Bädertherapie genannt wird, handelt es sich um eine Behandlungsform, bei der Wasser, Heilwasser, Schlamm und Moor für Heilungszwecke zum Einsatz kommen.

Die Anwendungen erfolgen je nach Indikation als Voll-, Sitz-, Teil- oder Dampfbäder. Möglich sind auch innere Anwendungen in Form von Inhalationen und Trinkkuren.

Neben der Wirksamkeit der Wärme führen auch chemische und physikalische Eigenschaften der jeweiligen Heilmittel zu gesundheitlichen Verbesserungen.

Mooranwendungen

Zur Behandlung der Endometriose haben sich Mooranwendungen als sehr hilfreich gezeigt. So setzen auch auf Endometriose spezialisierte Therapeuten und Kliniken (z. B. Klinik Bad Schmiedeberg) nicht ohne Grund auf diese natürliche Behandlungsmethode.

Mooranwendungen haben in Deutschland eine lange Tradition und werden seit dem 19. Jahrhundert in entsprechenden Moorheilbädern angeboten, die vor Ort über Torfgebiete verfügen, wie unter anderem Bad Pyrmont, Bad Aibling, Bad Freienwalde und Bad Elster.

Moor wird aus dem natürlich vorkommenden Rohstoff Torf hergestellt, indem dieser zerkleinert und mit Wasser zu Brei gerührt wird. In dieser Konsistenz kann Moor als Trinkmoor, Ganzkörperbad oder Packung angewandt werden. In Moorheilbädern wird Wert auf möglichst frisch aufbereitetes Moor gelegt, weil dieses über die möglichst reichhaltigsten Inhaltsstoffe verfügt.

Die Indikationen für Mooranwendungen sind zahlreich und reichen von Erkrankungen des Bewegungsapparates, Gicht, Rheuma bis hin zu Gelenkbeschwerden. Seit jeher wird auch Moor in der Frauenheilkunde eingesetzt, sei es bei Menstruationsbeschwerden, Endometriose oder Beschwerden während der Wechseljahre. Auch bei Unfruchtbarkeit sollen sich Mooranwendungen günstig auswirken.

Krämpfe können gelöst und die Muskeltätigkeit der Eierstöcke kann verbessert werden. Zudem wirkt sich Moor regulierend auf den Östrogenhaushalt aus. Als Ganzkörperbad stellt sich ein leicht schwebender Zustand ein, der zu einem wohligen Entspannungsgefühl führt.

Nach einer erfolgten Operation aufgrund der Endometriose kann eine Anwendung dazu beitragen, das entstandene Narbengewebe aufzulockern. Auch leichte Verklebungen sollen durch diese Therapieform aufgelöst werden können. Hierfür werden lokale Wärmebehandlungen in Form von vaginalen Moorapplikationen eingesetzt, allerdings nicht bei bekanntem Scheidenpilz.

Die Wirkweise des Moors ist vielfältig und resultiert insbesondere aus dessen Fähigkeit der Wärmespeicherung. So erfährt der Körper eine nachhaltige intensive Tiefenerwärmung, bei der der Wärmeübergang schonend und gleichmäßig erfolgt.

Die Wärme dringt tief ins Gewebe und bis zu inneren Organen ein, sodass sogar schlecht durchblutete Körperbereiche wie Gelenke und Knorpel erreicht werden. Durch diese intensive Durchwärmung können Stoffwechselprodukte und Entzündungsmediatoren effektiver abtransportiert werden.

Darüber hinaus enthält Moor hochwertige Mineralstoffe und Huminsäure, die dafür bekannt ist, entzündungshemmend zu wirken.

Neben den Ganzkörperanwendungen kann Moor auch als Trinkkur erfolgen. Hiervon profitieren besonders die Darmgesundheit und ein zu hoher Östrogenspiegel. Da sich Trinkmoor auf den PH-Wert der Magensäure und Darmflora auswirken kann, sollten hier Nutzen und Risiken genau abgewogen werden. So ist bei einem zu alkalischen Darmmilieu von der Trinkkur abzusehen, um die Darmflora nicht unnötig weiter in den basischen Bereich zu verschieben, wodurch gesunde Darmbakterien verdrängt werden.

Um in den Genuss von Mooranwendungen zu kommen, ist es nicht zwingend erforderlich, in eines der Moorheilbäder zu reisen, denn es gibt inzwischen auch fertige Moorprodukte für den Hausgebrauch. Allerdings reicht deren Qualität und Wirkung durch die starke Beimischung von Badewasser nicht an die der professionellen Moorbäder heran. Zu bedenken ist auch, dass die Ganzkörperanwendungen aufgrund der naturgemäß dunklen Moorfarbe eine recht schmutzige Angelegenheit ist, über die sich nicht jedes Badezimmer erfreut zeigt.

Einfacher ist die lokale Anwendung, wenn man hierfür ein verpacktes Produkt im Backofen oder Wasserbad erhitzt und anschließend auf die Haut legt.

Trotz der vielen positiven Eigenschaften der Mooranwendungen ist zu beachten, dass es aufgrund der hohen Temperaturen auch Kontraindikationen gibt, die im Vorfeld abzuklären sind. Insbesondere betrifft dies Personen mit Herz-Kreislaufproblemen wie etwa Bluthochdruck.

Fangoanwendungen

Zum Bereich der Balneotherapie gehören auch Fangopackungen, deren Heilschlamm aus Vulkanerde gewonnen wird. Hierfür wird Naturfango mit Feuchtigkeit zu einer breiartigen Masse vermengt.

Fangoanwendungen wirken schmerzlindernd und entspannend und eignen sich für lokale Anwendungen wie beispielsweise bei Unterleibs- und Rückenschmerzen. Fango wird auf ca. 50 °C erhitzt und 20 – 30 Minuten lang aufgetragen. Im Unterschied zu Mooranwendungen sind Fangopackungen somit deutlich heißer, was von einigen Patientinnen als unangenehmer empfunden wird.

Fangoanwendungen eignen sich gut für den Hausgebrauch, indem wiederverwertbare Packungen (erhältlich in Apotheken) einfach im Backofen oder in einem Wasserbad erhitzt werden.

Behandlung mit Naturheilkunde von A-Z

Seit Jahren nimmt die Nachfrage nach naturheilkundlichen Behandlungsmöglichkeiten in Deutschland stetig zu. Besonders Patienten, die von einer langwierigen oder gar chronischen Erkrankung wie der Endometriose betroffen sind, suchen nach sinnvollen Alternativen, um den vielfachen Nebenwirkungen chemisch hergestellter Medikamente aus dem Wege zu gehen oder diese zumindest zu reduzieren.

Zudem sind der Schulmedizin zumeist enge Grenzen gesteckt. So erweist sich dann häufig die Naturheilkunde als ein guter Segen, um die Beschwerden zu lindern und die Heilung zu unterstützen. Besonders gilt dies, wenn sich durch die konventionellen Behandlungen nicht der gewünschte Erfolg einstellt.

Und natürlich spielt dabei auch immer die Hoffnung mit, dass man mit komplementärmedizinischen Verfahren die Ursache der Erkrankungen erreichen kann und nicht nur die sonst übliche Symptombekämpfung betreibt.

Aber auch der Wunsch, der Erkrankung nicht als passiver Patient ausgeliefert zu sein, ist für manchen Betroffenen eine wichtige Motivation, sich in Eigenregie um Behandlungsalternativen zu bemühen.

Denn wer sich für eine naturheilkundliche Behandlung entscheidet, ist positiv motiviert, sich für seinen Gesundungsprozess aktiv einzusetzen. Für den Therapeuten kann ein solcher Patient ein wertvoller Co-Therapeut werden, indem er ganz aktiv in den Heilungsprozess einbezogen wird.

Obwohl die Mehrzahl der Menschen in Deutschland Therapien aus der Naturheilkunde bevorzugt und beispielsweise lieber pflanzliche oder homöopathische Präparate einnehmen möchte als mit Nebenwirkungen verbundene chemische Produkte, ist die Naturheilkunde immer wieder Konfrontationen ausgesetzt. Insbesondere das häufige Fehlen von so genannten Doppelblindstudien, wie sie in der Schulmedizin praktiziert werden, wird von ihren Gegnern gerne als ausschlaggebendes Argument herangezogen. So weisen sie immer wieder darauf hin, dass die jeweiligen Methoden wissenschaftlich nicht anerkannt seien.

Dabei sind es oft Jahrhunderte oder sogar Jahrtausende alte Erfahrungen, auf denen viele der in der Naturheilkunde verwendeten Therapien und Präparate basieren. Aus diesem Grund wird die Naturheilkunde auch als Erfahrungsmedizin bezeichnet.

Das Ausbleiben der oben erwähnten Studien liegt in vielen Fällen nicht an der fehlenden Wirksamkeit der jeweiligen Methoden und Präparate, sondern oftmals an den geringen finanziellen Mitteln, die den Herstellern hier zur Verfügung stehen. Im Unterschied zur klassischen Pharmaindustrie lassen sich die meisten in der Naturheilkunde verwendeten Mittel nicht patentieren. Dies jedoch ist für die großen Pharmahersteller oft die wichtigste Voraussetzung, um wirtschaftlich interessante Präparate zu produzieren.

Wie Erfahrungen immer wieder zeigen, kann die Naturheilkunde gerade bei chronischen Erkrankungen oft sehr beeindruckende und erstaunliche Erfolge erreichen, die zu einer deutlichen Verbesserung der Lebensqualität der Betroffenen führen. Ziel aller naturheilkundlichen Methoden ist es letztendlich immer, den Organismus bei seiner Eigenregulation zu unterstützen und die Selbstheilungskräfte zu stimulieren.

In der Naturheilkunde ist es oftmals erforderlich, dass man die Behandlungskonzepte auf mehreren Säulen aufbaut. Die jeweiligen Maßnahmen wirken dabei gemeinsam oder können sich gegenseitig ergänzen. Auch als Therapiebegleitung der schulmedizinischen Maßnahmen bietet sich das eine oder andere Verfahren an. Patienten mit Endometriose ist dies meistens bekannt, denn viele von ihnen verwenden alternative Heilmittel als Ergänzung zu verschreibungspflichtigen Präparaten.

Eine ganzheitlich ausgerichtete Therapie besteht allerdings nicht nur aus der Verabreichung verschiedener Präparate, sondern auch aus einer umfangreichen Ernährungsumstellung, Stressreduzierung und dem Einbeziehen des Menschen auf all seinen Ebenen, nämlich von Körper, Geist und Seele.

Wenn Sie zur Behandlung der Endometriose alternative Behandlungsverfahren in Erwägung ziehen, sprechen Sie dies unbedingt mit Ihrem behandelnden Arzt ab. Ideal wäre es, wenn er sich dieser Thematik gegenüber offen zeigt und noch idealer wäre es natürlich, wenn er sich gut mit naturheilkundlichen Möglichkeiten auskennen würde.

Bedenken Sie aber immer, dass auch diese Verfahren durchaus Nebenwirkungen mit sich bringen können oder unerwünschte Wechselwirkungen mit anderen Präparaten möglich sind. Außerdem gibt es leider auch Therapieverfahren, die von zweifelhaftem Nutzen sind und nicht nur viel Geld kosten können, sondern auch gefährlich sind.

Abgesehen von diesen Überlegungen sind naturheilkundliche Behandlungsmethoden in vielen Fällen aber sehr willkommene Möglichkeiten, um eine Erkrankung besser in den Griff zu bekommen. Und gerade bei der Endometriose bieten sich zahlreiche Optionen an.

Grundsätzlich sollten derartige Maßnahmen immer durch den behandelnden Gynäkologen begleitet werden. Derzeit ist allerdings die Situation noch sehr unbefriedigend, weil sich die meisten Therapeuten mit dem Thema Naturheilkunde nicht auseinandersetzen und in der Regel immer auf ihre wissenschaftlich begründeten Behandlungskonzepte verweisen. Manchmal kann es daher tatsächlich sinnvoll sein, einen längeren Anfahrtsweg in Kauf zu nehmen, wenn man dadurch einen passenderen Therapeuten zur Hand hat.

Trotz vieler bekannter Erfolge sollten an die naturheilkundlichen Methoden natürlich keine unrealistischen Hoffnungen geknüpft werden. Die gängige Lehrmeinung geht derzeit davon aus, dass in schweren Fällen der Endometriose die Naturheilkunde Hormonbehandlungen und eventuelle operative Eingriffe nicht ersetzen kann. In den meisten Fällen führt sie jedoch zu einer erheblichen Verbesserung der Lebensqualität.

Bedenken Sie auch, dass die naturheilkundlichen Maßnahmen eine gewisse Zeit benötigen, um ihre volle Wirkung entfalten zu können. So ist es oftmals erforderlich, zumindest 2 Zyklen abzuwarten, um eine Wirksamkeit eines Präparates beurteilen zu können.

Zusammenfassend kann zum Wohle der Patienten nur dafür plädiert werden, eine Kombination von herkömmlichen schulmedizinischen Therapiekonzepten in Einklang mit naturheilkundlichen Möglichkeiten anzustreben. Insbesondere die alleinige und mitunter langfristige Verabreichung von synthetischen Hormonen darf nicht die einzige Antwort auf diese Erkrankungen sein.

Akupressur

Akupressur ist wie Akupunktur ebenfalls eine Heilmethode der Traditionellen Chinesischen Medizin (TCM). Anstatt mit Nadeln werden hier die Meridiane durch eine punktuelle Druckmassage mit einem kräftigen oder sanften Druck aktiviert.

Dies geschieht mit kreisenden Bewegungen oder leichten Massagen der Fingerspitzen von Daumen, Zeige- oder Mittelfinger (Fingernägel kurz halten) oder der ganzen Hand. Es kann durch die Akupressur zwar durchaus ein leichter Schmerz verursacht werden, doch ist dies oftmals ein Indiz dafür, dass man den richtigen Punkt getroffen hat. An sensiblen Körperstellen und im Bauchraum sollte der Druck nur leicht sein.

Da Akupressur also ohne Geräte oder andere Hilfsmittel auskommt, kann sie eine ideale Methode zur Selbstanwendung sein. So kann man auch bei plötzlich auftretenden Beschwerden sofort für eine Linderung sorgen. Voraussetzung ist, dass man die jeweils wichtigen Akupressurpunkte kennt. Ist man z. B. von plötzlicher Müdigkeit betroffen, massiert man beide Ohrläppchen mit den Daumen und Zeigefingern, anschließend zieht man einige Male an den Ohrläppchen.

Es gibt über 400 Akupressurpunkte, welche sich hauptsächlich in Mulden zwischen Knochen, Sehnen und Muskeln befinden. Entsprechend der Akupressurpunktliste werden die angebenden Körperstellen nach einer schmerzempfindlichen Stelle abgetastet.

Für Anfänger ist es zu Beginn meistens eine Phase des Probierens, bis man sicher die richtigen Punkte ausfindig gemacht hat. Doch wenn man diese kennt, dann ist die Akupressur bei akut eintretenden Beschwerden und Schmerzen jederzeit und überall einsetzbar. Das macht sie auch bei der Endometriose interessant, denn so hat man immer ein probates Mittel zur Hand, mit dem man kurzfristig versuchen kann, eine Schmerzlinderung zu erreichen.

Bei starken und häufigen sowie bei dauerhaft anhaltenden Beschwerden wie beispielsweise Schlafstörungen wendet man die Akupressur mehrmals täglich an.

In den vergangenen Jahren wurde die Akupressur in einigen Punkten verändert oder vereinfacht. So haben auch die Klopf-Akupressur und Thought Field Therapy ihre Basis in der klassischen Akupressur.

Auch in Form einer Massage kann die Akupressur angewendet werden. Diese erfolgt entlang des Rückens, um schmerzhafte Bauchkrämpfe zu lindern. In vielen Fällen lassen die Schmerzen bereits innerhalb der ersten 5 Minuten der Akupressur-Massage nach. Die Schmerzlinderung hält anschließend zwischen 3 und 6 Stunden lang an.

Trotz der Möglichkeit, Akupressur in Eigenregie anzuwenden, sollte man immer Rücksprache mit dem Arzt halten. So ersetzt Akupressur auch nicht die Abklärung der Ursachen oder eine Diagnose. Wenn die Schmerzen oder andere Beschwerden länger andauern, sollte umgehend ein Arzt aufgesucht werden.

Akupunktmassage

So wie die Akupunktur, so basiert auch die Akupunktmassage auf der Grundlage der TCM. Während bei der Akupunktur mit Nadeln gearbeitet wird, kommt bei der Massage ein Metallstab zum Einsatz, mit dem an den Meridianen entlang gestrichen wird. Hierdurch sollen Blockaden der Meridiane gelöst werden, sodass der Energiekreislauf und die Selbstheilungskräfte aktiviert werden.

Akupunktur

Mit Akupunktur kann nach heutigem Ermessen die Endometriose zwar nicht geheilt werden, aber sie ist in bestimmten Fällen eine sinnvolle begleitende Maßnahme. So kann sie beispielsweise eingesetzt werden, um die Selbstheilungskräfte zu stimulieren und Schmerzen zu lindern. Je nach Krankheitsstadium erfolgt die Akupunktur in Kombination mit chinesischen Heilkräutern, homöopathischen Mitteln und/oder Hormonen. Je weniger die Endometriose fortgeschritten ist, umso größer ist die Chance, allein durch Akupunktur und Heilkräuter gute Behandlungserfolge erreichen zu können.

Die Akupunktur ist ein Therapieverfahren, das seit über 2.000 Jahren in der Traditionellen Chinesischen Medizin (TCM) angewendet wird und in der westlichen Medizin der bekannteste Teilbereich der TCM ist. Viele naturheilkundlich orientierte Therapeuten schätzen heutzutage die Akupunktur bei einer Vielzahl von Erkrankungen. In Einzelfällen übernehmen gesetzliche Krankenkassen die Kosten für eine bestimmte Anzahl von Anwendungen.

Die Akupunktur geht davon aus, dass Meridiane die Kanäle im Körper sind, durch die die Lebensenergie Qi fließt. Jeder Meridian ist mit einer Organgruppe oder einem einzelnen Organ verbunden, sodass über die Stimulierung des Meridians die verschiedenen Körperregionen erreicht werden können. Sie ist eine Reiz- bzw. Regulationstherapie, die anhand von 15 bis 20 Akupunkturnadeln durchgeführt wird.

Es sollten immer so wenige Nadeln wie möglich gesetzt werden, aber in Einzelfällen kann eine höhere Anzahl erforderlich sein. Die Nadeln werden je nach Beschwerdebild an den entsprechenden Meridianen leicht in die Haut gepikst. Hierdurch werden die jeweiligen Organe in ihrer Aktivität und die Selbstheilungskräfte angeregt.

Eine Akupunkturtherapie besteht insgesamt aus 10 bis 15 Sitzungen. Jede Anwendung dauert etwa 30 Minuten und wird meistens in bequemer Liegeposition und einer ruhigen und entspannenden Umgebung durchgeführt. Ruhe und Entspannung sind für den Behandlungserfolg unverzichtbar, denn Ablenkung verhindert, dass man sich zu wenig auf die Punkte und das Empfinden konzentrieren kann. Wichtig ist außerdem, dass die Atmung ruhig und gleichmäßig erfolgt.

Bei der Ohrakupunktur findet die Anwendung im Sitzen statt, indem nur Akupunkturpunkte am Ohr behandelt werden. Diese Art der Akupunktur wurde von dem französischen Arzt Dr. Nogier entwickelt, als er feststellte, dass sich in den Ohren Reflexzonen befinden, die den gesamten Körper erreichen.

Auch die moderne Medizin hat die klassische Akupunktur in einigen Punkten weiterentwickelt. So werden anhand von Laser- oder Elektroakupunkturanwendungen die Meridiane nicht durch Nadeln aktiviert, sondern durch Elektro- bzw. Laserenergie. Diese Form der Akupunktur kommt besonders für Patientinnen in Frage, bei denen Nadeln nicht zum Einsatz kommen können, weil sie z. B. Angst vor Nadeln haben.

Anthroposophische Medizin

Mitunter zeigen anthroposophische Behandlungsmethoden bei der Endometriose sehr gute Erfolge.

Der Begründer der Anthroposophischen Heilkunde, Rudolf Steiner, verstand seine Ausrichtung als eine Erweiterung der konventionellen Medizin und stellte die Aktivierung der Selbstheilungskräfte des Organismus in den Mittelpunkt. Ziel ist es, diese zu stimulieren und zu unterstützen, indem Körper, Geist und Seele gleichermaßen in das Behandlungskonzept einbezogen werden, um eine Harmonisierung des Organismus zu erreichen. Krankheiten werden hier als eine Äußerung der Seele und des Geistes gesehen.

Die Anthroposophische Medizin baut ihre Theorie auf der Lehre von den vier Ebenen der Wirklichkeit auf. Diese vier Ebenen sind der physische, der ätherische und der astralische Leib, sowie das Ich.

Demnach entwickelt sich eine Krankheit aus einer gestörten Wechselwirkung dieser vier Ebenen untereinander. Eine Therapie auf anthroposophischer Grundlage zielt also immer darauf ab, die gesunde Wechselwirkung der vier Ebenen wieder herzustellen. Dies geschieht durch homöopathische Arzneimittel, physikalische und künstlerische Therapien, Gesprächstherapien sowie Heileurythmie und rhythmische Massagen.

Die auf der Basis der Anthroposophischen Medizin hergestellten Medikamente sollen dementsprechend nicht nur auf der physischen Ebene ihre Wirksamkeit entfalten, sondern auch in den geistigen und seelischen Bereichen.

Je nach Beschwerdebild können bei der Endometriose Präparate wie Mistel, Helixor M Se 1 und Helleborus niger (Christrose) eingesetzt werden.

Aromatherapie

Mit angenehmen Düften lässt sich das Lebensgefühl ganz erheblich steigern und die gute Laune kommt fast von allein. Ob Duftkerze, Aromaöllampe, Duftbäumchen oder Parfüm - Düfte beleben Geist und Körper und wirken unmittelbar auf unser Gefühl.

Dabei geht es gar nicht nur um die bessere Laune und das gesteigerte Wohlfühlen – Düfte können viel mehr, besonders wenn es um ätherische Öle geht. Diese können bekanntermaßen unterstützend bei unterschiedlichsten Befindlichkeitsstörungen wirken.

Die Anwendung von Düften zur Verbesserung des Wohlbefindens und der Gesundheit erfolgte seinerzeit schon durch die alten Ägypter in Form von ätherischen Ölen. Die heute als Aromatherapie bekannte Behandlungsmethode wurde in den 1920-er Jahren von dem französischen Chemiker Dr. Rene Gattefosse entdeckt.

Dabei war es ein Zufall, dass er sich mit ätherischen Ölen beschäftigte, denn durch einen Laborunfall verbrannte er sich mehrere Hautpartien, die er anschließend intuitiv mehrfach mit Lavendelöl einrieb. Die Heilung vollzog sich so überraschend schnell, dass er sich fortan mit den Wirkstoffen von ätherischen Ölen auseinander setzte. Dabei widmete er sich besonders der Bergamotte-Essenz mit ihren antiseptischen Eigenschaften.

Heute verwenden professionelle Aromatherapie-Experten ungefähr 80 verschiedene ätherische Öle. Ätherische Öle sind Pflanzenextrakte, die einen sehr intensiven Geruch haben und leicht verdampfen. Zu den bekanntesten gehören Eukalyptus, Rosmarin, Lavendel, Zitrone, Thymian, Pfefferminz und Teebaumöl.

Die Aromatherapie ist mittlerweile Bestandteil der Pflanzenheilkunde und wird von einigen ganzheitlich arbeitenden Therapeuten bei verschiedensten Befindlichkeitsstörungen eingesetzt. In Deutschland darf nur derjenige Aromatherapien durchführen, der die Erlaubnis zur Ausübung eines Heilberufes besitzt wie Ärzte und Heilpraktiker.

Wenn die ätherischen Öle in Arzneimitteln enthalten sind, unterliegen sie dem Arzneimittelrecht, ansonsten sind sie frei verkäuflich und rein rechtlich für jedermann anwendbar. Eine Medikation gehört dennoch in die Hände von erfahrenen Therapeuten.

Meistens dient die Aromatherapie der Unterstützung anderer Therapieverfahren und wird nur in Einzelfällen als eigenständige Behandlung eingesetzt.

Die positiven Effekte von Düften haben vor einigen Jahren auch Verkaufsexperten für sich entdeckt, indem sie ganz unbemerkt Duftzerstäuber in Verkaufsräumen aufstellten, um die Kauflaune der nichtsahnenden Kunden zu verbessern.

Zur Steigerung des Wohlbefindens sollte der Duft je nach Stimmungslage und Beschwerdebild ausgewählt werden. So ist es hilfreich, eine kleine Auswahl griffbereit zu Hause vorrätig zu haben wie z. B. Südfrüchte oder Lavendel, Orchidee, Vanille oder Rosenholz. Als besonders anregend und stimmungsaufhellend gelten Orange, Zitrone und Bergamotte. Beruhigend und entspannend wirken Rose und Lavendel.

Als krampflösend auf die Muskulatur und auf das Gewebe, sowie als heilungsfördernd auf die Endometriose, wirken Düfte von Rosen, Lavendel, Jasmin, Kamille und Neroliduft, der an weiche Orangenblüten erinnert. Außerdem wird häufig Thymian verwendet, weil dieser nicht nur beruhigend auf das Zentralnervensystem einwirkt, sondern auch über antivirale und antibakterielle Eigenschaften verfügt.

Wenn man kein Duftöl zur Hand hat, hellt man seine Stimmung einfach mit seinem Lieblingsparfüm auf oder schneidet duftende Lieblingsrosen aus dem Garten ab und stellt sie im Wohnzimmer auf.

Eine preisgünstige, aber sehr effektive Methode zur Raumbeduftung ist das Beträufeln von kleinen Gips- oder Keramikplättchen. In Bastelgeschäften kann man diese Plättchen preisgünstig erwerben und unter verschiedenen Motiven auswählen. Die unterschiedlichen Motive sind hilfreich, um die verschiedenen Duftsorten auseinander zu halten. So kann man das Mondplättchen beispielsweise mit Lavendel beträufeln, den Stern mit Rosmarin und so weiter.

Auch kleine Figuren aus Terracotta eignen sich gut zum Ölaufträufeln und geben die Düfte gleichmäßig an die Raumluft ab.

Man kann seinen Lieblingsduft auch in eine Duftlampe geben oder als Badezusatz ein Entspannungsbad. Wenn man die Düfte abends verwendet, sollte man auf anregende Variationen verzichten, da sich sonst möglicherweise Einschlafprobleme einstellen.

Man kann die Aromaöle auch als Massageöle verwenden. Dabei wird das ätherische Öl im Verhältnis 1 Tropfen pro 2 ml Basisöl vermischt.

Wer es etwas technischer und professioneller mag, kann sich eine Raumbeduftungsanlage anschaffen, mit der das Duftöl per Zerstäuber an die Raumluft abgegeben wird.

Ätherische Öle können bei Allergikern zu unerwünschten Reaktionen führen. Hier ist eine Abstimmung mit dem Therapeuten ganz wichtig. Außerdem sollte jeder darauf achten, direkten Augenkontakt mit den ätherischen Ölen zu vermeiden. Besonders Pfefferminz- und Eukalyptusöle können die Schleimhäute und somit auch die Augen sehr reizen.

Es gibt Aromaöle natürlichen Ursprungs, aber nicht zuletzt aufgrund der stetig größer werdenden Nachfrage werden immer mehr Produkte synthetisch oder halb-synthetisch hergestellt.

Beim Kauf sollte man unbedingt auf gute Qualität achten und nicht am Preis sparen.

Ayurveda

Ayurveda ist eine der ältesten Heilmethoden und eine Kombination aus Erfahrung und Philosophie. Dabei wird der Mensch als Ganzes betrachtet und stellt Zusammenhänge zwischen mentalen, emotionalen, physischen und spirituellen Faktoren her.

Ayurvedisch arbeitende Therapeuten orientieren sich an den sogenannten Doshas, die für verschiedene Formen der Lebensenergien stehen wie Vata (= Wind oder Luft), Pitta (=Feuer und Wasser) und Kapha (Erde und Wasser). Diese befinden sich in unterschiedlichen Anteilen in jedem Organismus. Das Gleichgewicht der Doshas ist bei jedem Menschen individuell zu betrachten, entsprechend angepasst werden die jeweilige Behandlung und Medikation.

Bei der Endometriose geht man davon aus, dass diese aufgrund eines Vata-Ungleichgewichtes entsteht. Um diese Disharmonie zu beseitigen, wird ein Behandlungskonzept bestehend aus mehreren Komponenten erstellt.

Neben einem geregelten Tagesablauf ist es wichtig, den Alltagsstress zu reduzieren, sich mehr Ruhe- und Schlafphasen (von 22.00 Uhr bis 06.00 Uhr) zu gönnen und für eine ausgewogene ayurvedische Ernährung zu sorgen.

Es ist wichtig, warme gekochte Speisen und gesunde Öle zu verzehren. Die Mahlzeiten sollten einen süßlichen Charakter haben, aber dennoch keinen raffinierten Zucker enthalten. Außerdem sollte auf Fleisch, Käse, Alkohol und Koffein verzichtet werden.

In der ayurvedischen Lehre stellt die Ernährung ein wichtiges Schlüsselelement im Behandlungskonzept dar. Demnach wird Nahrung als stoffliche Information für die Doshas angesehen, die im Verdauungsprozess in sogenannte Ojas umgewandelt werden. Hierunter sind feinstoffliche Substanzen zu verstehen, die nicht nur für eine optimale Verbindung zwischen Körper und Geist sorgen, sondern auch die Abwehrkräfte stärken.

Die Bildung der Ojas ist von einer guten Verdauungsleistung abhängig, was im Ayurvedischen als Verdauungsfeuer Agni bezeichnet wird. Unter Störungen des Agni verstehen wir Verdauungsbeschwerden wie etwa Völlegefühl, Blähungen und Koliken. Durch eine beeinträchtigte Verdauung kommt es zu Rückständen (Mala) und Gifstoffen (Ama), die sich ungünstig auf den Stoffwechsel und das Wohlbefinden auswirken.

Ein regelmäßiges Entgiftungsprogramm sorgt dafür, dass der Körper von derart schädlichen Substanzen befreit wird. Hierfür ist in der ayurvedischen Behandlung das tägliche Trinken von gekochtem Wasser eine wichtige Grundlage. Außerdem sorgen umfangreiche Teil- und Ganzkörpermassagen mit individuell passenden Ölen für eine effektive Entgiftung.

Während der ersten drei Menstruationstage wird der Verzicht auf körperliche Aktivitäten empfohlen.

Bachblüten

Die Bachblütentherapie geht auf den englischen Arzt und Homöopathen Dr. Edward Bach (1886 – 1936) zurück. Er entdeckte 38 Blüten, die als Essenzen und in feinstofflicher Weise Gemütszustände positiv beeinflussen können. Diese Blüten unterteilte Dr. Bach in 7 Hauptgruppen, nämlich Angst, Einsamkeit, Mutlosigkeit, Verzweiflung, übermäßige Sorge um das Wohl Anderer, ungenügendes Interesse an der Gegenwart und Stolz.

In der Regel werden Bachblüten begleitend zu anderen Behandlungsmethoden angewandt. Dabei geht es hauptsächlich darum, die Patientin mithilfe der Bachblüten psychisch zu stabilisieren, die negativen Zustände der Seele zu harmonisieren. Zudem sollen die Selbstheilungskräfte aktiviert werden.

Abgestimmt auf die jeweiligen Patientenbedürfnisse legt der Therapeut fest, welche Bachblüten eingesetzt werden. Bei Endometriose kommen die folgenden in Frage:

Die Bachblüte Nr. 15 (Holly) ist hilfreich, wenn Krämpfe und gereizte Stimmung auftreten. Holly ist außerdem in der Lage, die Gefühlsebene aufzulockern und das Emotionale der Patientin zu fördern. Um die Energie im Unterleib zu aktivieren, setzen viele Therapeuten Olive (Nr. 23) ein. Sie kommt in Betracht, wenn man sich ausgelaugt und erschöpft fühlt, sodass sie dabei hilft, den Alltag wieder besser und mit mehr Elan und Freude bewältigen zu können.

Je nach Verfassung der Patientin werden auch Nr. 3 (Beech), Nr. 22 (Oak) und Nr. 4 (Centraury) unterstützend in der Endometriose-Behandlung eingesetzt.

Bewährt haben sich außerdem die Notfalltropfen (Rescue Remedy), die besonders bei plötzlich auftretenden Schmerzen Abhilfe schaffen können. Somit sollten sie in keiner Handtasche fehlen.

Cranio-Sacral-Therapie

Die Cranio-Sacral-Therapie basiert auf den Erkenntnissen der Osteopathie und wird auch als Craniale Osteopathie bezeichnet. So ist sie ebenfalls eine Ganzkörperbehandlung, die den Menschen als Ganzes betrachtet. Durch die gezielt angewendeten manuellen Techniken wird der Körper auf verschiedenen Ebenen revitalisiert und das Immun- und Nervensystem sowie der Bewegungsapparat werden gestärkt.

Die Handgriffe werden hauptsächlich im Bereich des Schädels und des Kreuzbeines angewendet. Ziel des Therapeuten ist es, mögliche Blockaden zu entdecken und diese zu beseitigen. Hierdurch sollen der Energiefluss verbessert und die Selbstheilungskräfte angeregt werden.

Bei der Endometriose kann durch die Cranio-Sacral-Therapie oftmals eine Linderung der Schmerzen erreicht werden, indem eine Entspannung des Bindegewebes herbeigeführt wird. Damit dies gelingt, sollte sich der Therapeut unbedingt mit den Bauchorganen auskennen.

Enzyme

Enzyme sind aufgrund ihrer Fähigkeit, entzündungshemmend zu wirken, in der Lage, die Endometriose auszubremsen.

Besonders gute Dienste leisten Enzyme auch nach einer Operation, indem sie den Heilungsprozess beschleunigen und die Entstehung von Verwachsungen vermeiden können.

Einige Patientinnen reagieren allergisch auf Enzyme, daher sollte mit einer niedrigen Dosierung begonnen werden. Es ist auch sinnvoll, die genauen Inhaltsstoffe der Enzymtabletten zu erkunden und gegebenenfalls beim Hersteller zu hinterfragen, ob die Herstellung auf der Basis von Schimmelpilzkulturen erfolgt. Dies ist hauptsächlich für Patientinnen relevant, die unter einer Schimmelpilzallergie leiden. In diesen Fällen sollte man auf andere Enzympräparate ausweichen.

Als gut verträglich gelten bislang Präparate, die Bromelain enthalten, ein Enzym der Ananas.

Farbtherapie

Das heutige Interesse an der Farbtherapie ist besonders dem indischen Arzt Dinshah P. Ghadiali (1873 – 1966) und dem deutschen Heilpraktiker Heinz Schiegl zu verdanken. Während der Inder Ghadiali das erste Farblicht-Therapiesystem der Welt entwickelte, veröffentlichte Heinz Schiegl 1979 sein bekanntes Buch „Colortherapie". Damit wurden die Grundsteine für die Verwendung von Farben für therapeutische Zwecke in der heutigen Zeit gelegt.

Die eigentlichen Ursprünge liegen allerdings noch viel länger zurück. Schon die Ägypter setzten Farben für die Steigerung ihres Wohlbefindens ein, bauten sogenannte Farbtempel, in denen sieben Räume in unterschiedlichen Farben ausgestattet waren. Je nachdem, welche Erkrankung geheilt werden sollte, wurden die Personen in den entsprechend farblich zugeordneten Tempelraum gebracht.

Die Wirkungsweise von Farben auf die menschliche Psyche und den Organismus ist unbestritten. Warum und wie sich Farben auswirken, wird seit vielen Jahren in Deutschland erforscht: „In der Filderklinik (Filderstadt) und anderen anthroposophischen Einrichtungen wird seit 2003 im Rahmen eines Forschungsprojekts die Wirkung von farbigem Licht auf Patienten mit verschiedenen Erkrankungen untersucht." (Quelle: wikipedia).

Wenn man Farben für gesundheitliche Zwecke nutzen möchte, lässt sich dies mit Farblicht erreichen. Je nachdem, welche Farbe eingesetzt wird, werden bestimmte Körpersysteme aktiviert.

In anderen Ländern werden die Häuser ganz bewusst mit vielen Farben ausgestattet. So bedeutet beispielsweise ein buntes Haus in Mexiko, dass der Besitzer voller Energie steckt. Umgekehrt können Farben auch ganz gezielt zur Entspannung eingesetzt werden.

Orange:

Als die aktivierendste Farbe gilt Orange. Sie wird als Heilfarbe bei depressiven oder melancholischen Verstimmungen eingesetzt.

Rot:

Rot ist die Farbe des Feuers, der Energie, Vitalität und Wärme. Mit rot können die Durchblutung angeregt sowie das allgemeine Wohlbefinden und das Energieniveau gesteigert werden.

Grün:

Grünes Licht strahlt Erholung und Regeneration aus und gilt als die beruhigendste Farbe. Sie wird vorzugsweise bei starken Stimmungsschwankungen eingesetzt.

Blau:

Als Farbe des Himmels und des Wassers gilt blau als die kühlste Farbe. Sie hilft bei Stressabbau, verlangsamt die menschlichen Funktionen und hilft damit sehr gut bei Ungeduld.

Gelb:

Gelb ist die Farbe der Sonne und genauso wie mit ihr lässt sich mit gelben Farben Trübsinn und Melancholie vertreiben. Gelb motiviert, stimmt fröhlich und steigert die positive Lebenseinstellung.

Neben diesen Grundfarben gibt es noch viele weitere Farben, die ebenfalls Wirkungen auf den menschlichen Organismus haben wie z. B. violett, helltürkis, orangerot und hellrosa. Dieses sind die so genannten Übergangsfarben. Sie sind mit ihren Anteilen an größeren Dunkelanteilen nicht so stark belastend für die Augen wie die kalten Farben.

Die Anwendung von Farben sollte nur in Abhängigkeit vom persönlichen Empfinden des Anwenders und unter Berücksichtigung eventueller Kontraindikationen erfolgen. Um grundsätzlich Nebenwirkungen oder Verschlimmerungen zu vermeiden, empfehlen Farbexperten für den privaten Gebrauch, sich auf zwei Arten von Licht zu beschränken: Violett mit hohem Blauanteil für die Beruhigung und gelb bis orange zur Anregung. Zusätzlich kann noch neutrales Tagesmischlicht für die normale oder winterliche Anwendung eingesetzt werden.

Homöopathie

Die Homöopathie ist bereits seit 200 Jahren bekannt und wurde von dem Arzt Samuel Hahnemann (1756–1843) entwickelt. Heutzutage gehört sie zu den bekanntesten Verfahren der Naturheilkunde. Da sie nur äußerst selten zu unerwünschten Nebenwirkungen führt und der Körper nicht belastet wird, ist die Homöopathie eine so beliebte Behandlungsmethode.

Die Homöopathie wird bei der Endometriose häufig als flankierende Maßnahme eingesetzt. Hierfür werden vom Therapeuten individuell angezeigte homöopathisch wirkende Substanzen herausgearbeitet, die die Selbstregulation des gesamten Organismus anregen sollen. Denn bei der Behandlung der Endometriose geht es darum, durch homöopathische Substanzen den Stoffwechsel und die natürlichen Selbstheilungskräfte zu aktivieren, um letztendlich das Fortschreiten der Erkrankung zu verhindern und die Symptome zu reduzieren.

Zur Behandlung der Endometriose eignen sich verschiedene homöopathische Präparate. Um die Schmerzen vor oder während der Periode zu lindern, wird häufig Lachesis eingesetzt. Wenn sich die Schmerzen im unteren Rücken, auf der linken Bauchseite bemerkbar machen, kann Calcium gute Dienste leisten. Desweiteren werden häufig Natrium muriaticum, Thuja, Sepia, Silicea und Colocynthis verwendet.

Welche homöopathischen Mittel eingesetzt werden, legt der homöopathisch arbeitende Therapeut fest, indem er sich nach den individuellen Gegebenheiten der Patientin richtet und sie in ihrer Gesamtheit betrachtet. Dabei berücksichtigt er alle vorliegenden Erkrankungen sowie die gesamte Anamnese und Biographie der Patientin.

Unter anderem werden diese Fragen gestellt:

- Wie ist Ihr Appetit?
- Besteht Heißhunger auf bestimmte Lebensmittel?
- Wie und wo zeigen sich Ihre Schmerzen?
- Wie ist Ihre Stimmung – ängstlich, traurig, reizbar?
- Bestehen Schlafstörungen und wenn ja in welcher Form (z. B. Einschlaf- oder Durchschlafstörungen)
- Zu welchen Tageszeiten geht es Ihnen gut bzw. schlecht?

Die Homöopathie handelt nach der Ähnlichkeitsregel (Similia similibus curentur), die besagt, dass die verabreichten Substanzen zu ähnlichen Symptomen führen, wie sie für eine bestimmte Krankheit typisch sind. Oder anders ausgedrückt: Ähnliches werde durch Ähnliches geheilt.

Die durch die Homöopathie übermittelten Heilinformationen sind zwar chemisch nicht mehr messbar, aber durch physikalische Schwingungsmuster erzeugen sie ihre Wirkung. So sollte ihre Verwendung nicht bedenkenlos in Eigenregie erfolgen und als harmlos betrachtet werden.

Von Kritikern wird immer wieder der angebliche Placebo-Effekt thematisiert, auf den die Wirkung der homöopathischen Substanzen zurückzuführen sei. Dem gegenüber steht jedoch die Tatsache, dass die Homöopathie sehr erfolgreich auch bei Tieren und kleinen Kindern eingesetzt werden kann.

Einen nahezu wissenschaftlichen Beweis für die Wirksamkeit von homöopathischen Mitteln lieferte vor wenigen Jahren der Nobelpreisträger und Virologe Luc Montagnier, durch seine Entdeckung, dass Wasser über eine Art Gedächtnis verfüge und auch nach vielfachen Verdünnungen Informationen immer noch vorhanden seien. Diese Erkenntnis galt bisweilen immer als eine Vorstellung von esoterisch orientierten Menschen. Durch die Entdeckung von Luc Montagnier gewinnt sie nun ganz andere Dimensionen und unterstützt zweifelsohne die Denkweise der Homöopathie.

Im Übrigen gilt die Homöopathie in vielen anderen Ländern als höchst wirksam. So bildet die Homöopathie in Brasilien immerhin eine eigenständige medizinische Fachrichtung, und ca. 15.000 homöopathisch approbierte Fachärzte sind in Brasilien tätig.

Osteopathie

Die Osteopathie geht davon aus, dass sich Gesundheit oder Krankheit in der Gesamtheit von Muskeln und Skelett widerspiegeln. Dementsprechend sucht der behandelnde Therapeut nach möglichen Störungen in diesem System.

Eine osteopathische Behandlung ist eine ganzheitliche manuelle Therapie, bei der keine Präparate verordnet werden.

Die Hände sind das einzige Instrument des Therapeuten, und durch gezielte Handgriffe kann er Funktions- und Mobilitätsstörungen des Körpers aufdecken und entsprechend behandeln. Durch das Auflösen von Blockaden und Verspannungen soll der Körper wieder in sein Gleichgewicht zurückfinden. Durch die gezielte Einflussnahme auf die Gewebeverklebungen und Verwachsungen soll beispielsweise eine Reduzierung der Menstruationsschmerzen erreicht werden. Erfahrungen zeigen, dass sich durch die Osteopathie auch außerhalb der Menstruation ein angenehmeres Bauchgefühl einstellt.

Osteopathische Techniken können die Endometriose zwar nicht heilen, aber sie können die Erkrankung auf verschiedene Art und Weise günstig beeinflussen und andere therapeutische Verfahren begleiten und in ihrer Wirkung unterstützen.

Pflanzliche Hormone (Phytohormone)

Seitdem die Skepsis vieler Frauen und Ärzte gegenüber synthetischen Hormonen zugenommen hat, erfreuen sich in der Frauenheilkunde Hormone pflanzlichen Ursprungs zunehmender Beliebtheit. Immer mehr Hersteller haben somit ihre Bemühungen verstärkt, im Pflanzenbereich geeigneten Ersatz für synthetische Hormone zu finden.

Während synthetische Präparate als Substitution eingesetzt werden, wirken pflanzliche Hormone wie z. B. Genistein, Daidzein und Isoflavone hormonmodulierend. Viele pflanzliche Hormone sind den menschlichen Geschlechtshormonen sehr ähnlich und entfalten im menschlichen Körper eine schwache, aber dennoch wahrnehmbare Wirkung.

Die Einsatzgebiete reichen von Endometriose über Menstruationsbeschwerden, Wechseljahre, Zyklusstörungen, PMS bis zu PCO. Je nach Beschwerdebild können hormonbedingte Symptome durch die alleinige Gabe pflanzlicher Hormone gelindert werden oder als Ergänzung zu weiteren Therapiemaßnahmen dienen.

Bei der Endometriose kommen hauptsächlich progesteronwirksame Phytohormone zum Einsatz, hingegen sind pflanzliche Hormone zu vermeiden, durch die die Endometrose stimuliert werden kann.

Dies wird bei einer vorhandenen Östrogendominanz hauptsächlich Phytoöstrogenen zugeschrieben, die ähnlich wie Östrogene wirken, nämlich Isoflavone, die z. B. in Tofu, Soja, Miso enthalten sind. Hingegen sind Phytoöstrogene mit sogenannten Lignanen möglich, denn sie sind in der Lage, die eigene Östrogenproduktion einzuschränken. Lignane sind sekundäre Pflanzenstoffe, sollen krebshemmend wirken und sind unter anderem in Leinöl, Leinsamen, Oliven, Nüssen und Erdbeeren enthalten.

Zu den progesteronhaltigen Pflanzen gehören neben der Yamswurzel auch die Küchenschelle, Honigklee, Papayasamen, Schafgarbe, Bockshornklee, Beifuß und Salomonssiegel. Sie enthalten entweder progesteronähnliche Substanzen oder regen die Progesteron-Produktion an.

Außer den progesteronhaltigen Pflanzen kommen auch einige Nahrungsmittel in Betracht, um einen positiven Verlauf der Endometriose zu erreichen. Neben der Alfalfa (Luzerne) sind dies Karotten und Spargel. Sie alle enthalten den progesteronähnlichen Saponin-Wirkstoff Diosgenin.

Obwohl Phytohormone in der Regel rezeptfrei erhältlich sind, sollte die Anwendung niemals ohne ärztliche Betreuung erfolgen, denn es findet immer eine Beeinflussung des Hormonhaushaltes statt, auf die der Körper mit diversen Reaktionen antworten kann.

Neu auftretende Symptome wie beispielsweise Zwischenblutungen, Krämpfe oder Schmerzen sind sofort dem behandelnden Arzt mitzuteilen. Dabei sollten auch mögliche Wechselwirkungen berücksichtigt werden, wenngleich viele noch nicht erforscht sind.

Phytotherapie

Die Verwendung von pflanzlichen Produkten zu medizinischen Zwecken wird als Phytotherapie bezeichnet und zählt zu den ältesten Heilmethoden der Menschheit. Verschiedene Formen der Volksmedizin basieren auf den Erfahrungen dieser Kräuterheilkunde wie u. a. die Traditionelle Chinesische Medizin (TCM), die ayurvedische Medizin und die Klosterheilkunde.

Hinter der Bezeichnung „sekundäre Pflanzenstoffe“ verbergen sich mehr als 30.000 unterschiedliche pflanzliche Substanzen.

Diese werden hauptsächlich von den Pflanzen selbst gebildet und nehmen ein breites Spektrum von Funktionen wahr. So dienen sie als Schutz- und Abwehrstoffe, als Pflanzenhormone oder Farb-, Lock- und Duftstoffe.

Vielfach ist die Tatsache nicht bekannt, dass auch viele Präparate der klassischen Pharmaindustrie auf Pflanzen basieren. Dabei verwenden die Hersteller ganze Bestandteile oder Auszüge für die Produktion von Medikamenten.

Oftmals dienen die pflanzlichen Bestandteile auch als Grundlage, um gleichwertige Wirkstoffe auf synthetischem Wege herzustellen. Der Vorteil dieser Methode wird damit erklärt, dass sich durch die synthetische Herstellung genaue Dosierungen festlegen lassen, während es bei natürlich vorkommenden Wirkstoffen immer zu Schwankungen kommt. Nachvollziehbar sind aber auch Erklärungen, die davon ausgehen, dass durch die synthetische Herstellung in Verbindung mit patentierbaren Präparaten die Wirtschaftlichkeit eine wichtige Rolle für die Hersteller spielen könnte.

Häufig wird angenommen, dass pflanzliche Mittel ohne jegliche Nebenwirkungen angewendet werden können und sich in jedem Fall zur zeitlich unbefristeten Selbstmedikation eignen würden. Doch dies ist ein Irrtum, denn auch Phytotherapeutika können zu Nebenwirkungen führen, wenngleich auch in der Regel in deutlich abgeschwächter Form im Vergleich zu synthetischen Medikamenten. Dies gilt beispielsweise dann, wenn diese zu leichtfertig verwendet werden oder Wechselwirkungen mit anderen Medikamenten auftreten. Daher ist eine Rücksprache mit dem behandelnden Arzt auch bei der Einnahme von frei verkäuflichen pflanzlichen Präparaten immer anzuraten.

Die Eigenschaften der Phytotherapeutika sind äußerst vielseitig, sodass man auch bei der Endometriose nicht ein Präparat für alle Patientinnen gleichermaßen empfehlen kann. Für die Auswahl muss stattdessen die Gesamtsituation der Patientin berücksichtigt werden. Dabei sollte man hinterfragen, welches Ziel mit der Therapie erreicht werden soll. Ist es beispielsweise wichtig, die Hormonbildung zu regulieren, die Verdauung zu unterstützen, einen Kinderwunsch zu erfüllen, Schmerzen zu lindern oder die Abwehrkräfte zu stärken?

In der Literatur werden diverse pflanzliche Substanzen diskutiert, die sich positiv auf die Endometriose und die daraus resultierenden Beschwerden auswirken, indem sie zur Schmerzlinderung beitragen oder hormonregulierend agieren. Sie sollten allerdings nicht gleichzeitig mit anderen Präparaten verwendet werden, die den Hormonhaushalt beeinflussen, da deren Wirkung sonst beeinträchtigt werden kann.

Zudem ist zu beachten, dass keine Phytoöstrogene zum Einsatz kommen sollten, da sich diese ungünstig auf das Östrogengleichgewicht auswirken können. Dies gilt besonders dann, wenn die Leberenzyme nicht optimal funktionieren.

Zur Schmerzregulierung eignen sich beispielsweise Melisse und Gänsefingerkraut. Da letzteres eine blutstillende Wirkung hat, eignet es sich besonders gut bei starken Regelblutungen.

Um den Hormonhaushalt zu regulieren, werden Mönchspfeffer, Schafgarbe (Millefolii herba) und Himbeerblätter eingesetzt. Letztere sind außerdem in der Lage, Verkrampfungen zu lösen und die Gebärmutterschleimhaut zu stärken.

Ergänzend können die Verdauungs- und Entgiftungsorgane mit diversen Pflanzenextrakten angeregt werden. Hier eignen sich vorzugsweise Schafgarbe, Kamille und Pfefferminz für den Darm, Goldrute für die Nieren und Mariendistel, Artischocke und Löwenzahn für die Leber. Denn wie bereits an anderer Stelle beschrieben, kommt es bei vielen Endometriose-Patientinnen zu einer gestörten Funktion der Verdauungsorgane.

Sollte Übelkeit auftreten, kann diese mit Ingwertee gelindert werden. Hierfür legt man eine etwa 1 cm dicke Ingwerscheibe in heißes Wasser und trinkt dieses nach ca. 10 Minuten Einwirkzeit als Tee.

Als weitere Pflanzen werden der Schachtelhalm, die Ringelblume (Calendula) und die Mistel eingesetzt. Die Mistel ist aufgrund ihrer krampflösenden, aber auch wachstumshemmenden Eigenschaften eine wertvolle Pflanze, um die Endometriosebehandlung zu unterstützen. Bei der Ringelblume wirken sich östrogenartige Substanzen hormonregulierend aus. Desweiteren können Pflanzen wie die Zaubernuss (Hamamelis) und Xanthoxylon (Zahnwehbaum) eingesetzt werden, um eine bessere Beckendurchblutung zu erreichen.

Viele Heilpflanzen können als Tee verabreicht werden, was immer kurweise geschehen sollte. Da manche dieser Pflanzen als Tee sehr streng schmecken, wie beispielsweise der Mönchspfeffer, ist es oftmals hilfreich, verschiedene Pflanzen miteinander zu vermengen.

Grundsätzlich können pflanzliche Präparate zwar in Eigenregie angewandt werden, zumal sie nicht verschreibungspflichtig sind, dennoch sollte im Vorfeld unbedingt Rücksprache mit dem behandelnden Arzt oder einem Experten für Phytotherapie erfolgen.

Bis das individuell passende Präparat gefunden wird, sind manchmal mehrere Versuche mit verschiedenen Präparaten in unterschiedlicher Dosierung erforderlich. Um die jeweilige Wirkung einschätzen zu können, ist es wichtig, dass eine engmaschige Kontrolle durch den Arzt erfolgt und ihm jegliche Veränderungen mitgeteilt werden.

Frauenmantel

Frauenmantel (Alchemilla vulg.) gehört seit jeher zur Tradition der Volksmedizin und hat sich bei der Behandlung von Frauenkrankheiten bewährt. So wurde er schon immer gegen zu starke Monatsblutungen und bei Wechseljahresbeschwerden eingesetzt, aber auch aufgrund seiner krampflösenden und stoffwechselregulierenden Eigenschaften.

Die Wirksamkeit des Frauenmantels wird auf seine gestagenähnlichen Inhaltsstoffe zurückgeführt, was den Frauenmantel auch bei der Behandlung der Endometriose so wertvoll macht. So ist bekannt, dass bei vielen Patientinnen in den Endometriosestadien 1 und 2 die Beschwerden durch Frauenmantel gelindert werden können.

Frauenmantel eignet sich hervorragend als Tee. Hierfür wird ein schwach gehäufter Esslöffel mit einem Viertelliter Wasser übergossen und bis zum Sieden erhitzt. Anschließend lässt man den Sud bis zu 15 Minuten lang ziehen und seiht ihn dann ab. Über den Tag verteilt werden bis zu 3 Tassen täglich getrunken.

Mönchspfeffer

Ein gängiges pflanzliches Präparat bei der Endometriosebehandlung ist Mönchspfeffer, auch Agnus castus oder Keuschlamm genannt. Im Zusammenhang mit Menstruationsbeschwerden gehört der Mönchspfeffer zu den häufigsten eingesetzten Heilpflanzen.

Mönchspfeffer enthält Phytohormone und wirkt damit regulierend auf den Hormonhaushalt ein. Zu hohe Hormonwerte werden reduziert, zu niedrige erhöht. Besonders wirksam zeigt sich Mönchspfeffer, wenn eine unzureichende Produktion des Gelbkörperhormons vorliegt.

Mönchspfeffer erinnert nicht nur durch sein Aussehen an Pfefferkörner, sondern auch durch seinen scharfen Geschmack. Somit ist es auch möglich, ihn zu zermahlen und als Gewürz zu verwenden. Hier sollte die maximale tägliche Menge von 30 mg nicht überschritten werden. Am häufigsten wird Mönchspfeffer in Form von Tropfen, Tabletten oder Tee angewandt.

Yamswurzel

Zu den bekanntesten pflanzlichen Lieferanten von Progesteron zählt seit jeher die mexikanische Yamswurzel. Genau genommen handelt es sich bei der Substanz um Diosgenin, das in seiner Struktur dem Progesteron sehr ähnlich ist.

Die Yamswurzel ist auch in der Lage, die Produktion von dem Prohormon DHEA anzuregen. Hierbei handelt es sich um eine wichtige Vorstufe der Sexualhormone.

Der Nutzen der Yamswurzel ist sehr vielfältig, denn sie ist nicht nur bei Menstruationsbeschwerden und Endometriose hilfreich, sondern kann aufgrund der entzündungs- und krampfhemmenden Eigenschaften auch bei Rheuma, Arthritis, Reizdarm sowie Schmerzen gute Dienste leisten.

Yamswurzelextrakte werden in Tablettenform als Nahrungsergänzungsmittel und als Öl zum Einreiben angeboten.

In einigen Teilen der Welt wird die Yamswurzel, ähnlich wie bei uns die Kartoffel, als Beilage zu verschiedenen anderen Nahrungsmitteln gereicht. Wer also einen Garten besitzt, kann die Yamswurzel selbst anbauen und ebenfalls wie Kartoffeln verwenden.

In heimischen Supermärkten und Gemüseläden ist die Yamswurzel nur selten erhältlich. Eine Alternative bieten chinesische Yamspflanzen, die in Asienshops angeboten werden. Diese kann man in der Küche als z. B. als gedünstete Gemüsebeilage zubereiten.

Systemische Autoregulationstherapie (SART-Therapie)

Die SART-Therapie ist eine relativ neue ganzheitliche Behandlungsform, die bei diversen Krankheiten und Schmerzsituationen eingesetzt wird, unter anderem bei Endometriose. Sie wurde von Frau Dr. Annemarie Schweizer-Arau in jahrelanger Arbeit entwickelt und erprobt und kann gerade bei Patientinnen mit Endometriose beachtliche Erfolge vorweisen, die über eine eigens hierfür erstellte Studie untermauert werden.

Die Behandlung kann eine deutliche Reduzierung der Schmerzen erreichen, sodass geringere Medikamentendosierungen oder sogar ein kompletter Verzicht auf Schmerzmittel möglich sind.

Sehr erfolgreich erweist sich die SART-Therapie auch bei Endometriose-Patientinnen mit unerfülltem Kinderwunsch, indem die innere Harmonie verbessert wird, sogar bei schwerer Ausprägung der Erkrankung.

Die SART-Therapie ist eine sogenannte systemische Autoregulationstherapie, die aus einer Kombination von Traditioneller Chinesischer Medizin (TCM) und Hypnotherapie besteht. Bei der TCM sind es insbesondere die Akupunktur, Moxibustion und Kräuterheilkunde, die zur Anwendung kommen. Durch das Erreichen eines tranceähnlichen Zustandes können bestimmte Ereignisse im Leben entschlüsselt und neu positioniert werden.

Das komplexe Behandlungskonzept wird ganz individuell auf die Patientin zugeschnitten und gegebenenfalls in enger Zusammenarbeit mit weiteren auf Endometriose spezialisierten Ärzten durchgeführt.

Schüsslersalze

Die Therapie mit Schüsslersalzen basiert auf der Annahme, dass Krankheiten durch Störungen im Mineralhaushalt der Zellen verursacht werden. Die jeweiligen Mineralstoffe werden der Patientin in homöopathischer Dosierung und somit potenziert verabreicht.

Für eine Behandlung der Endometriose haben sich die Präparate Calcium Phosphoricum (Nr. 2) und Magnesium Phosphoricum (Nr. 7) bewährt. Magnesium wird häufig als die sogenannte „Heiße 7" verwendet. Hierfür werden ca. 10 Tabletten in 1/8 Liter aufgekochtem Wasser aufgelöst und anschließend getrunken. Dies führt zu einer deutlichen Linderung von Schmerzen. Dieser Effekt kann durch das Auftragen von Salbe der Nr. 7 auf den schmerzenden Unterleib unterstützt werden.

Darüber hinaus kann Kalium Chloratum (Nr. 4) verwendet werden, um die Gebärmutterschleimhaut zu stabilisieren.

Zur Regulation des Säure-Basenhaushaltes eignen sich Nr. 9 (Natrium Phosphoricum) und Nr. 11 (Silicea). Denn wie Sie in dem Kapitel „Der Säure-Basenhaushalt als Basis für die Gesundheit" erfahren, liegt bei der Endometriose häufig ein gestörter Säurestoffwechsel zugrunde, dem man mit Mineralstoffen entgegenwirken sollte.

Selbstmassage

Selbstmassagen können sich sehr günstig auf den Verlauf der Endometriose auswirken und sind ein probates und kostenloses Mittel, begleitend zu anderen Behandlungsmethoden. Zudem können sie fast jederzeit und überall durchgeführt werden, denn das einzige, was benötigt wird, sind die eigenen Hände.

Viele Frauen nutzen eine Art der Selbstmassage ohnehin sehr häufig, allerdings eher unbewusst, indem sie z. B. bei Bauchschmerzen eine Hand auf den schmerzenden Bereich legen und diese leicht hin- und herstreichen oder kreisend bewegen.

Tatsächlich kommt es durch Massagen auf vielfältige Art und Weise zu positiven Auswirkungen auf die Gesundheit, bei der Endometriose wirken sie effektiv Bauchkrämpfen entgegen.

Dies wird durch eine verbesserte Durchblutung der massierten Körperregion möglich, aber auch durch eine Entkrampfung und Entspannung der Muskulatur. Die Temperatur nimmt unter der Wirkung der Massage spürbar zu, sodass sich eine Gesamterwärmung des Gewebes einstellt.

Außerdem kommt es zu einer Optimierung des gesamten Lymphflusses, wodurch ein verbesserter Austausch von Substanzen zwischen der Lymphe und dem Gewebe erreicht wird.

Selbstmassagen sind sehr einfach zu erlernen, denn meistens ist das Lesen einer Kurzeinführung ausreichend. Die Anwendung erfolgt im Prinzip so, wie wir sie von herkömmlichen Massagen her kennen und zwar durch Reiben, Streichen, Kneten, Betasten oder Rubbeln. Als Anfänger startet man mit den leichten Techniken wie Streichen und Reiben. Zu beachten ist, dass die Anwendung immer im Verlauf der Lymphgefäße und in Richtung der nächstgelegenen Lymphknoten erfolgt.

Die Massagen können mit speziellen Geräten (z. B. Massageigel) und Massagesalben oder –ölen kombiniert werden, was die Effektivität in der Regel verbessert. Zur Entkrampfung eignen sich beispielsweise Lavendel, Johanniskrautöl, Zitronenöl, Orangenöl, Angelika 6 und Rosenblüten.

Wichtig ist, dass die Massage nicht mit einem vollen Magen erfolgt, es sollte ein Abstand von 1-2 Stunden zur nächsten Mahlzeit eingehalten werden.

Nach Möglichkeit findet die Bauchmassage in einem ruhigen, gut durchlüfteten Zimmer statt. Ideal ist eine auf dem Rücken liegende Position auf einem warmen weichen Fußboden und mit einem Kissen unter den Knien. Wenn die Unterschenkel etwas erhöht gelagert werden, erreicht man eine noch effektivere Entspannung der Bauch- und Beckenregion. Möglich ist aber auch eine bequeme Sitzposition in einem Massage- oder Fernsehsessel.

Die Massage beginnt mit einer tiefen und gleichmäßigen Atmung, die während der gesamten Massage andauern sollte. Eine oder beide Hände (mit oder ohne Massageöl) werden auf den Bauch gelegt und im Uhrzeigersinn bewegt, indem der Nabel den Mittelpunkt bildet. Diese Richtung entspricht der natürlichen Bewegung, in der sich auch das Essen durch den Verdauungstrakt schlängelt. Somit kommt es durch die Bauchmassage auch zu einer Anregung der Verdauung.

Anfangs sollte eine Anwendung nicht länger als 5 Minuten andauern. Im Laufe der Zeit kann man auf bis zu 15 Minuten verlängern. Je nach Beschwerden ist es empfehlenswert, die Massage bis zu 6 Mal wöchentlich anzuwenden.

Damit die Massage ihren möglichst optimalen Nutzen entfalten kann, sollte nach der Massage viel Wasser getrunken werden. So können die durch die Massage aufgewirbelten Giftstoffe besser aus dem Körper ausgeschieden werden.

Selbstmassagen sind weitestgehend nebenwirkungsarm, dennoch gibt es Kontraindikationen, die zu berücksichtigen sind wie beispielsweise Schwangerschaft, fieberhafte Krankheiten, Thrombosen und akute Entzündungen. Zudem ist darauf zu achten, dass es nicht zu einer Verstärkung der Schmerzen kommt.

Shiatsu-Massage

Die Ursprünge des Shiatsu (japanisch = Fingerdruck) finden sich in Japan, zunehmend wird diese Behandlungsform auch in der westlichen Welt von naturheilkundlich orientierten Therapeuten angewandt.

Shiatsu wird auch als manuelle ganzheitliche Körperarbeit bezeichnet und basiert auf der ganzheitlichen Betrachtung des Menschen. Ziel der Shiatsu-Anwendung ist es, den Energiefluss auf der Basis der Einheit von Körper-Seele-Geist zu harmonisieren, die Selbstheilungskräfte zu aktivieren sowie Blockaden im Fluss des Qi (der Lebensenergie) zu lösen.

Für eine Shiatsu-Behandlung liegt der Patient meist auf einer Matte auf dem Fußboden. Die therapeutische Körperarbeit erfolgt dann entlang der Meridiane, vor allem an den Akupressurpunkten. Sie besteht aus verschiedenen Techniken – Reibungen – Klopfungen – Fingerdruck, um die Körperstellung zu stimulieren.

Schwerpunkt der Behandlung ist eine Massage, die mit den Fingerspitzen, den Knöcheln, dem Ellenbogen und mitunter sogar mit dem Knie durchgeführt wird. In der Regel wird der Druck sanft, kontinuierlich und statisch ausgeübt. Starke und hastige Bewegungen gibt es bei dieser Methode nicht. Die Muskeln und das weiche Gewebe können sich dabei langsam entspannen.

Durch Druck auf die Meridiane, Gelenke und Muskeln sowie bestimmte Dehntechniken, sollen energetische Blockaden gelöst werden. Hierdurch werden der Energiefluss, das Nervensystem, der Hormonhaushalt und die Selbstheilungskräfte stimuliert, was unter anderem zu einer Verbesserung der Verdauung, Atmung, des Schlafes und Blutkreislaufes führen soll.

Endometriose-Patienten profitieren von der Shiatsu-Anwendung, indem sich diese regulierend auf den Zyklus auswirkt und einen ausgeglichenen Hormonhaushalt fördert.

Im Allgemeinen wird Shiatsu häufig als Prophylaxe eingesetzt, kann aber auch zur Linderung von bestimmten akuten Schmerzzuständen beitragen. Hierbei ist es wichtig, zunächst die Ursache der Schmerzen herauszufinden. Auch bei verschiedenen anderen Indikationen sollten vorab entsprechende therapeutische Abklärungen erfolgen, damit die angewandte Form des Shiatsu angepasst werden kann. Dies gilt beispielsweise bei Krampfadern, Schwangerschaft und psychischen Erkrankungen.

Traditionelle Chinesische Medizin (TCM)

Bei der Endometriose-Behandlung bewirken die Verfahren der Traditionellen Chinesischen Medizin (TCM) oft erstaunliche Erfolge und rücken bei Therapeuten zunehmend in den Fokus.

Als bekanntester Therapiebestandteil gilt in der westlichen Welt seit jeher die Akupunktur, obwohl die TCM hauptsächlich aus fünf Säulen besteht, nämlich Akupunktur, Ernährungslehre, Kräutertherapie, Bewegungsübungen (z. B. Qi Gong) und Massage- und Akupressurtechniken.

In Deutschland ansässige Therapeuten, deren Schwerpunkt auf die TCM ausgerichtet ist, wenden dieses breite Therapiespektrum an und nutzen zudem spezielle Diagnostikverfahren wie Puls- und Zungendiagnostik, eine umfassende Anamnese sowie die Einbeziehung von Mimik, Körperhaltung und Sprache.

Grundlage der TCM ist nicht die Bekämpfung einzelner Symptome, so wie wir es aus der westlichen Medizin kennen, vielmehr geht die TCM den Krankheitsursachen ganzheitlich auf den Grund, womit ein dauerhaft verbesserter Energiefluss erreicht werden soll.

Betrachtet man die Endometriose aus der TCM-Perspektive, so entsteht die Erkrankung aufgrund einer Qi-Stagnation, die mit Schleim, Feuchtigkeit und feuchter Wärme einhergeht. Entweder sind einige Organe in ihrer Leistung erschöpft oder nicht stark genug. Durch eine Kombination von Akupunktur und Kräutermedizin kann die Qi-Stagnation aufgehoben werden.

Qi ist ein zentrales Element der chinesischen Gesundheitslehre. Bei gesunden Menschen befindet sich das Qi im Gleichgewicht – ein Ungleichgewicht hingegen führt zu Erkrankungen. Je nach Organ spricht man vom Herz-Qi, Leber-Qi etc.

Ein Qi-Gleichgewicht wird durch die Spannung von Yin und Yang möglich, wobei Gegensätze nach bestimmten Mustern ausgeglichen werden. Beispiele hierfür sind außen und innen, oben und unten, weiblich und männlich. Traditionell ist es nicht das Ziel, dass das eine über dem anderen erhaben erscheint, sondern vielmehr geht es um die Anerkennung und Förderung des anderen.

In der TCM stehen über 5.000 verschiedene Substanzen zur Verfügung, die aus Pflanzen, Hölzern, Wurzeln, Rinden, Mineralien und tierischen Quellen gewonnen werden. Je nach Diagnose werden zwischen 8 und 12 unterschiedliche Kräuter vermischt, die gut harmonieren und synergetisch wirken.

Meistens erfolgt die Verabreichung in Form von konzentriertem Tee bzw. Sud, der auch als Dekokt oder Auskochung bezeichnet wird. Hierfür werden anhand der Diagnose individuelle Kräuterrezepturen zusammengestellt, in einem Topf aufgekocht und über den Tag verteilt in kleinen Portionen getrunken.

Welche Kräuter zum Einsatz kommen, hängt von den jeweiligen Beschwerden ab, die besonders im Fokus stehen. Sind es die Schmerzen, so kann beispielsweise Gexia-Zhuyu Tang (GZT) verwendet werden.

Besteht eine zu lange Blutungsdauer in Verbindung mit einer Qi-Schwäche, so eignet sich Ju Yuan Jian. Wenn die Blutungen zu stark sind oder zu früh einsetzen, kann mit Bu Zhong Yi Qi Tang behandelt werden.

All das wird regelmäßig vom Therapeuten überwacht, sodass die Therapie laufend angepasst werden kann. Im Allgemeinen bedarf es einer Behandlungsdauer zwischen 3 und 6 Monaten, um spürbare Verbesserungen bei der Endometriose erreichen zu können. Als besonders effektiv zeigt sich oft eine Kombination von Akupunktur und Kräutermedizin, sei es bei einer zu kurzen, zu langen oder unregelmäßigen Menstruation, Menstruationsschmerzen, PMS, Unterbauchschmerzen bis hin zu Unfruchtbarkeit.

Maßgeblich am Behandlungserfolg beteiligt ist die Qualität der Kräuter. Leider gibt es je nach Kräuter-Anbieter gravierende Qualitätsunterschiede, was sich auch auf mögliche bedenkliche Inhaltsstoffe auswirken kann. Um sicher zu gehen, dass man hochwertige und toxikologisch einwandfreie Kräuter erhält, sollte man diese über entsprechende Apotheken beziehen.

In der Regel können die erfahrenen Therapeuten entsprechende Bezugsquellen empfehlen. Überhaupt sollte man sich aufgrund der Komplexität der TCM an einen auf dieses Thema spezialisierten und erfahrenen Therapeuten wenden. Besonders zu erwähnen sind hier entsprechende Kliniken, denn sie verfügen nicht nur über ein vergleichsweise großes Therapiespektrum, sondern auch über jahrelange Erfahrungen.

Orthomolekulare Medizin

Viele Fachleute bewerten die orthomolekulare Medizin als eine der Therapien mit großer Zukunft und neuen Chancen gegen die meisten Zivilisationskrankheiten. Der Begriff „orthomolekular" bedeutet im übertragenen Sinn „die richtigen Nährstoffe", (orthos = richtig, molecula = Baustein von Substanzen).

„Orthomolekulare Medizin ist die Erhaltung guter Gesundheit und Behandlung von Krankheiten durch Veränderung von Substanzen im menschlichen Körper, die normalerweise vorhanden und für die Gesundheit erforderlich sind." (Zeitschrift Science, 1986).

Diese Aussage stammt von keinem Geringeren als dem bekannten amerikanischen Forscher, Biochemiker und zweifachen Nobelpreisträger Prof. Linus C. Pauling, der als Begründer der orthomolekularen Medizin gilt. Etwas einfacher ausgedrückt könnte seine Erkenntnis auch heißen: „Was der Körper von Natur aus benötigt, damit er gesund bleibt, kann ihm im Krankheitsfall als Heilmittel dienen". Warum also sollten körpereigene Substanzen nicht auch einen therapeutischen Nutzen haben?

Prof. Pauling sorgte bereits in den 1970-er Jahren für Aufsehen, als er seine Entdeckungen machte, wie effektiv hochdosiertes Vitamin C bei Krebserkrankungen und Virusinfektionen wirken kann.

Seit vielen Jahren wird heiß und innig darüber diskutiert, inwieweit es erforderlich ist, für die Gesunderhaltung oder zur Behandlung von Krankheiten eine optimale Nährstoffversorgung zu erreichen. Diese Diskussionen keimen seit Jahren immer wieder auf. Dennoch gibt es mittlerweile langjährige Erfahrungen, die die Effektivität zahlreicher Vitalstoffe belegen.

Regelmäßig wiederkehrende negative Medienberichte über orthomolekulare Behandlungen könnten darauf basieren, dass für Vitalstoffe keine Patentierbarkeit besteht, sodass hochlukrative Verdienste, wie man sie von herkömmlichen Medikamenten her kennt, nicht möglich sind.

Wie dem auch sei, um gesund zu bleiben oder zu werden, benötigt der Organismus zweifelsohne Nährstoffe wie Vitamine, Mineralstoffe, Spurenelemente, Aminosäuren und sekundäre Pflanzenschutzstoffe.

Sie sind unentbehrliche Substanzen für einen gesunden Stoffwechsel und die Basis, damit der Organismus seine vielfältigen und komplexen Aufgaben bewältigen kann. So wie das Auto Benzin zum Fahren benötigt, so wirken die Nährstoffe als „Zündstoffe" für das menschliche Leben.

Bis auf wenige Ausnahmen kann der Körper die lebensnotwendigen Nährstoffe nicht selbst herstellen und ist auf die Zufuhr von außen angewiesen. Stehen dem Körper nicht genügend Nährstoffe zur Verfügung, entwickeln sich Mangelerscheinungen, die sich zu ernsthaften Erkrankungen manifestieren können. Was zunächst mit körperlichem unspezifischem Leistungsabfall beginnt, setzt sich mit vorzeitigem Altern und diversen Stoffwechselstörungen fort.

Die orthomolekulare Medizin bietet somit gute Chancen, bereits im Vorfeld die Gesundheit zu erhalten und diverse degenerative Erkrankungen erst gar nicht aufkommen zu lassen.

Ein Mangel wichtiger Vitalstoffe führt im Laufe der Zeit immer zu körperlichen Beeinträchtigungen. Allein schon das Fehlen von nur einem Nährstoff kann unübersehbare Folgen mit sich bringen. So führt ein Vitamin B12-Mangel unweigerlich zu Müdigkeit, Vitamin C-Mangel zu erhöhter Infektanfälligkeit und Eisenmangel zu Haarausfall.

Ein derartiger Mangel ist nicht plötzlich einfach da, sondern entwickelt sich schleichend über einen längeren Zeitraum, währenddessen die Zipperlein immer größer werden. Und je länger der Nährstoffmangel besteht, umso gravierender können sich die anfänglichen Wehwehchen zu deutlichen Krankheitsbildern auswachsen.

Inzwischen nutzen immer mehr Therapeuten die gesundheitsfördernden Eigenschaften der Nährstoffe und binden entsprechende Präparate als Ergänzung in ihre Behandlungskonzepte ein. In den USA, dem Vorreiterland der orthomolekularen Medizin, geschieht dies bereits seit 1987. Dort ist die orthomolekulare Medizin ein offiziell anerkanntes Therapieverfahren, das auch von vielen Schulmedizinern angewendet wird.

Es gibt über 40 Mikronährstoffe, die als besonders wichtig gelten, um die Gesundheit zu erhalten oder wiederzuerlangen. Von diesen Nährstoffen müssen aber nicht immer alle zugeführt werden. Da die Vorgänge im Körper sehr komplex sind, wenden die Therapeuten häufig Kombinationen aus mehreren Mikronährstoffen an, aber in vielen Fällen ist auch die Verabreichung von Einzelsubstanzen angezeigt.

Vielfach wird immer wieder in den Medien publiziert, dass die Einnahme von Nahrungsergänzungsmitteln nicht notwendig sei, wenn man sich gesund ernähren würde. Demgegenüber steht einerseits die Tatsache, dass sich in der heutigen schnelllebigen Zeit kaum noch jemand wirklich gesund ernährt, weil Fastfood auf der Tagesordnung steht. Und außerdem enthalten unsere heutigen Lebensmittel aufgrund von drastisch veränderten Umwelt- und Anbaubedingungen, sowie durch industrielle Verarbeitungs- und Lagerungsprozesse gar nicht mehr die Nährstoffe wie zu Großmutter`s Zeiten und wie sie heute zur Gesunderhaltung benötigt werden.

Und wenn es schließlich zu einer so ernsthaften chronischen Erkrankung wie der Endometriose gekommen ist, dann ist dies auch immer ein deutliches Zeichen dafür, dass bei der Nährstoffversorgung einiges im Argen liegt.

Die Einnahme von Nahrungsergänzungsmitteln bei einer Endometriose ist letztendlich aus mehreren Gründen angezeigt. Denn auch der Einfluss der Nährstoffe auf den Hormonhaushalt ist ein ganz wichtiger. Ein Ziel der Endometriosebehandlung besteht immer darin, die Östrogeneinwirkung auf das Endometriosegewebe zu reduzieren. Bestimmte Nährstoffe können hier eine effektive Unterstützung leisten.

Das Angebot an Nahrungsergänzungsmitteln ist mittlerweile riesig und für Laien kaum zu überblicken. Es gibt allerdings einige Aspekte, die man beim Kauf berücksichtigen sollte. Dazu gehört besonders, dass keine künstlichen Zusätze wie Konservierungsstoffe, Süßungsmittel und Farbsubstanzen enthalten sein sollten. Zudem sollten die Präparate möglichst ökologisch hergestellt sein.

Vor einer Einnahme von Nahrungsergänzungsmitteln sollte dies zuvor mit dem behandelnden Arzt besprochen werden, der idealerweise über Erfahrungen mit der orthomolekularen Medizin verfügt.

Die nachfolgend beschriebenen Nährstoffe sind nur einige Beispiele, die bei der Behandlung der Endometriose eingesetzt werden können. Häufig bevorzugen Therapeuten Kombinationspräparate, die die wesentlichen Vitamine, Mineralien und Spurenelemente beinhalten.

B-Vitamine

Vielfach ist nicht bekannt, dass bestimmte B-Vitamine an der Regulation des Hormonhaushaltes beteiligt sind. So fördert insbesondere das Vitamin B6 die Fähigkeit der Leber, Östrogen in Estradiol umzuwandeln. Bei Estradiol handelt es sich um eine Hormonform, die sich weniger auf das Wachstum von Endometriosegewebe auswirkt.

Die Einnahme von B-Vitaminen ist bei Endometriose-Patientinnen insbesondere dann angezeigt, wenn Darmprobleme vorliegen oder ein Kinderwunsch besteht. Auch bei starkem Kaffeekonsum und der Einnahme der Pille besteht ein erhöhter Vitamin B-Bedarf.

Zudem können sich B-Vitamine günstig auf Menstruationsbeschwerden auswirken. Hier kommen vorrangig die Vitamin B1, B3 und B6 in Betracht.

Patientinnen mit der Stoffwechselstörung Pyrrolurie nehmen hier eine Sonderstellung ein, denn sie benötigen zeitlebens eine tägliche Vitamin B6-Zufuhr. Lesen Sie hierzu das Kapitel „Pyrrolurie eine oft übersehene Verbindung bei Endometriose".

Eisen

Viele Endometriose-Patientinnen sind von starken Monatsblutungen betroffen. Diese können zu einem deutlichen Eisenverlust führen, sodass dem entgegengesteuert werden muss.

Dies gelingt über entsprechende Nahrung oder Präparate wie Tabletten oder Schüssler Salz Ferrum phosphorricum. Tannenblut, rote Beete und Kelp sind natürliche Lieferanten, um den Eisenhaushalt auszugleichen. In schwerwiegenden Fällen wird sogar eine Unterstützung durch Eiseninfusionen erforderlich.

Fettsäuren

Gesundheitsfördernden Fettsäuren wird im Allgemeinen nur wenig Beachtung geschenkt. Dabei sind sie mindestens genauso wichtig für die Gesundheit wie viele andere Mikronährstoffe und müssen durch gezielte Ernährung und/oder Präparate zugeführt werden.

Fette haben eigentlich ein eher negatives Image, denn vorschnell denkt man daran, dass sie für Übergewicht und ungesunde Lebensweise stehen. Klar, dass man das nicht möchte. Allerdings gilt hier zu unterscheiden zwischen gesunden und ungesunden Fetten.

Die Fette, die für den Körper essentiell sind, werden als mehrfach ungesättigte Fettsäuren bezeichnet. Zu den wichtigsten gehören hier die Omega-3 und Omega-6-Fettsäuren. Für die Endometriose sind besonders Omega-3-Fettsäuren von Bedeutung, da sie regulierend auf den Hormonhaushalt einwirken.

Nicht der Verzehr der absoluten Menge der Fettsäuren ist entscheidend, sondern vielmehr ein ausgewogenes Verhältnis zwischen Omega-3- und Omega- 6-Fettsäuren. Liegt ein Ungleichgewicht vor, so kann dies zu einer erhöhten Produktion entzündungsauslösender Substanzen führen. Sinnvoll ist ein Verhältnis von Omega 3- zu Omega 6-Fettsäuren von 1:5.

Üblicherweise führt die gängige Ernährungsweise zu einer deutlichen Unausgewogenheit, indem durch ein Übermaß an Molkereiprodukten, Eiern, Fleisch und ungünstigen pflanzlichen Ölen zahlreiche Menschen zu viele Omega-6-Fettsäuren zu sich nehmen.

Mithilfe von Fischöl und Nachtkerzenöl kann man dem Körper gezielt Omega 3-Fettsäuren zuführen. Beim Kauf von Fischölkapseln ist es wichtig, auf die Herkunftsquelle zu achten. Da sich im Fettgewebe der Fische Umweltgifte ansammeln, sollte man möglichst nur Produkte erwerben, die frei von Schwermetallen und weiteren Schadstoffen sind.

Aber auch durch den Verzehr von Walnüssen, Leinsamen, Leinöl, Arganöl, Olivenöl und fetthaltigen Fischen wie Lachs und Makrele lässt sich ein ausgewogenes Verhältnis zwischen Omega 3 und Omega 6 erreichen.

Seit einiger Zeit wird immer häufiger auch die Omega 9-Fettsäure empfohlen. Der Körper ist in der Lage, sie aus anderen Fettsäuren selbst herzustellen. Dies setzt jedoch voraus, dass die Ernährung diese anderen Fettsäuren in ausreichender Menge enthält.

Ungesättigte Fettsäuren spielen bei vielen Stoffwechselfunktionen eine wichtige Rolle. Sie sind an derart vielen Abläufen beteiligt, dass man ohne sie kaum zu gesundheitlichem Wohlbefinden gelangen kann.

So verhelfen sie nicht nur zu gesünderer Haut und vitaleren Haaren und Nägeln. Vielmehr sind sie notwendig für eine reibungslose Verdauung, den Fettstoffwechsel, das Immunsystem, Herz-Kreislauf-Funktionen bis hin zur Regulierung von Prostaglandinen (Gewebshormone). Letztere sind maßgeblich an der Entstehung von Schmerzzuständen und Entzündungsprozessen beteiligt, was im Hinblick auf die Endometriose in mehrfacher Hinsicht bedeutsam ist.

Insbesondere die Omega 3-Fettsäuren wirken sich auf die Behandlung der Endometriose in vielen Fällen sehr positiv aus, indem durch sie Menstruationsbeschwerden gelindert werden können. Dies wird darauf zurückgeführt, dass es zu einer Reduzierung von Entzündungen kommt, indem durch die Omega-3-Fettsäuren die Produktion von der Prostaglandine reduziert werden kann. Als tägliche Dosierung wird eine Einnahme von 3-mal täglich 1 Kapsel (je 500 mg) empfohlen.

Kalzium

Kalzium ist der wichtigste Mineralstoff für den menschlichen Körper, denn dieser besteht in Form des Skelettes immerhin aus über einem Kilo Kalzium. Somit ist Kalzium für den Erhalt der Knochengesundheit unverzichtbar.

Ein vielfach diskutiertes Thema in Zusammenhang mit Hormonstörungen ist das erhöhte Osteoporose-Risiko. Insofern ist auch in jüngeren Jahren schon rechtzeitig an eine ausreichende Kalziumversorgung zu denken.

Kalzium ist auch von großer Bedeutung, wenn eine Histaminintoleranz besteht, was bekannterweise bei Endometriose-Patientinnen häufig der Fall ist. So ist Kalzium ein natürlich wirkendes Antihistaminikum, indem es eine stabilisierende Wirkung auf die Plasmamembran ausübt. Außerdem ist Kalzium in der Lage, die Freisetzung von Histamin aus den Mastzellen zu hemmen.

Kalzium wird am besten in Kombination mit Magnesium und möglicherweise auch Vitamin D eingenommen.

Bei der Einnahme von Kalzium und Magnesium ist ein bestimmtes Mengenverhältnis zueinander wichtig, um eine optimale Verwertung zu erreichen. Hierfür eignen sich entsprechende Kombinationspräparate oder Mittel natürlichen Ursprungs wie beispielsweise Meereskorallen oder Algen.

Magnesium

Magnesium gehört aufgrund seiner vielfältigen Aufgaben in der orthomolekularen Medizin zu den wichtigsten Substanzen. So ist es nicht nur am Energiestoffwechsel beteiligt, sondern auch an der Erregungsleitung des Nervensystems und den Muskelfunktionen. Außerdem spielt Magnesium eine Rolle bei der Produktion von über 300 Enzymen und bei der Reinigung des Organismus von Umweltgiften.

Aufgrund dieser vielschichtigen Aktivitäten gehört Magnesium zu den wichtigsten Nährstoffen, die der Organismus für die Gesunderhaltung benötigt.

Auch bei der Endometriosebehandlung kann Magnesium gute Dienste leisten. So trägt es nicht nur zur Muskelentspannung bei, sondern hat auch einen günstigen Einfluss auf die Prostaglandine, die an Entzündungen und Schmerzentstehungen beteiligt sind. Bauch- und Rückenschmerzen, die mit der Enometriose einhergehen, können somit mit Magnesium gelindert werden. Im Hormonhaushalt zeigt sich Magnesium ausgleichend und als Unterstützer der Progesteronbildung.

Die optimale Magnesiumaufnahme ist von verschiedenen Faktoren abhängig. So kann der Körper das zugeführte Magnesium nur dann vollständig verwerten, wenn die Resorption im Dünndarm und die Magnesiumverteilung im Körper optimal funktionieren. Auch die Leistungsfähigkeit der Nieren spielt eine bedeutsame Rolle. Liegt eine Beeinträchtigung der Nierenfunktion vor, ist es besonders wichtig, die Dosierung mit dem behandelnden Therapeuten abzuklären.

Durch die gleichzeitige Einnahme von Aminosäuren kann Magnesium noch besser vom Körper resorbiert werden. Auch durch die Verteilung auf täglich drei kleinere Portionen anstatt einer einmaligen Einnahme kann die Resorption von Magnesium optimiert werden. Als besonders verträglich gilt organisch gebundenes Magnesium, das in Form von Citrat erhältlich ist. Citrate sind auch im Hinblick auf das Darmmileu anderen Präparaten gegenüber zu bevorzugen, damit dieses nicht zu alkalisch wird.

Eine zu hoch gewählte Magnesium-Dosierung lässt sich sehr einfach am Stuhlverhalten beobachten, denn zu viel Magnesium kann abführend wirken. Sobald man feststellt, dass der Stuhl zu weich wird, ist die Dosierung zu reduzieren oder auf mehrere tägliche Portionen zu verteilen.

Zahlreiche Faktoren können dazu führen, dass ein erhöhter Magnesiumbedarf besteht wie z. B. bei Herzerkrankungen, häufigem Schwitzen, Leistungssport, zu hohem Alkoholkonsum, regelmäßigem Verzehr von Abführmitteln, lang andauerndem Durchfall und Darmerkrankungen. Auch die Einnahme bestimmter Medikamente kann einen erhöhten Magnesiumbedarf mit sich bringen wie bei Amphotericin B, oralen Verhütungsmitteln, Abführmitteln, Diuretika und Aminoglykosiden.

Wird der erhöhte Magnesiumbedarf nicht berücksichtigt, können sich diverse Beschwerden entwickeln. So zeigt sich ein Magnesiummangel unter anderem durch Muskel- und Wadenkrämpfe, Schwindel, Kopfschmerzen, Herzbeschwerden wie Herzrasen, Krämpfe, Nervosität und Probleme im Magen-Darm-Bereich wie Übelkeit, Durchfall, Erbrechen und Bauchkrämpfe.

Um den täglichen Magnesiumbedarf abzudecken, kann man mit gezielter Ernährung viel erreichen. Lebensmittel mit überdurchschnittlicher Menge (mehr als 100 mg Magnesium pro 100 g) sind Vollkornprodukte, Kleie, grünes Gemüse, Nüsse, Kürbiskerne, Bohnen, Erbsen, Sesamsamen, Sonnenblumenkerne und Haferflocken.

Auch mit Schüsslersalzen kann dem Körper Magnesium zugeführt werden. Bei Krämpfen im Bauch, in den Waden, aber auch bei Darmkoliken und festsitzenden Blähungen ist die auf Schüsslersalzen basierende „Heiße 7" ein probates Mittel, die Beschwerden zu lindern. Lesen Sie hierzu das Kapitel „Schüsslersalze".

Selen

Selen wirkt antioxidativ und ergänzt sich mit Vitamin E als zellschützende Radikalenabwehr. Selen verfügt über diverse Schutzfunktionen und kann Krebs und Allergien vorbeugen, das Immunsystem stärken und Schwermetalle ausleiten. Insofern kann Selen bei Endometriose in mehrfacher Hinsicht gesundheitsfördernd wirken.

Aufgrund des hohen Fleischkonsums und der zunehmenden Schwermetallbelastung ist ein Selenmangel viel öfter anzutreffen als dies allgemein bekannt ist. Auch bei Chemotherapiebehandlungen, Krebserkrankungen, Herzkrankheiten und Rheuma liegt häufig ein Selenmangel vor.

Selen wird oftmals auf der Basis von Nährhefe hergestellt. Wer keine Hefe verträgt (z. B. aufgrund einer Histaminintoleranz oder Candidainfektion), sollte darauf achten, ein hefefreies Präparat einzunehmen. Wichtig ist außerdem, dass es sich bei dem Präparat um organisches Selen handelt und die Einnahme in einem zeitlichen Abstand von mindestens einer Stunde von der Vitamin C-Einnahme erfolgt.

Vitamin C

Vitamin C kann bei der Endometriose auf vielfältige Weise gute Dienste leisten, denn seine lebenswichtigen Aufgaben sind sehr vielschichtig und reichen von der Stärkung des Immunsystems, Heilung von Wunden und Förderung des Heilungsprozesses, Verbesserung der Eisenaufnahme aus der Nahrung bis hin zum Zellschutz. Außerdem ist Vitamin C ein starkes Antioxidanz und ist in diversen Stoffwechselprozessen involviert, die in das Krankheitsgeschehen der Endometriose eingreifen.

So ist Vitamin C nicht nur am Hormonstoffwechsel beteiligt, sondern wirkt sich auch histaminreduzierend aus, was für Patienten mit Histaminintoleranz bedeutsam ist. Auch zur Ausleitung von Schadstoffen kommt hochdosiertes Vitamin C häufig zum Einsatz.

Vitamin C gilt als der bekannteste existierende Vitalstoff überhaupt und wird von vielen Menschen prophylaktisch in den Wintermonaten und Zeiten drohender Grippewellen eingenommen oder wenn die Erkältung bereits eingetroffen ist. Besonders die Abwehrzellen benötigen Vitamin C, um den Organismus erfolgreich gegen Eindringlinge verschiedenster Art schützen zu können. Dies gelingt, indem die Produktion weißer Blutkörperchen und Antikörper angekurbelt wird.

Von der Einnahme von Vitamin C profitieren Personen mit unterschiedlichsten Erkrankungen und Beschwerdebildern. Da Vitamin C ein Tausendsassa ist, ist es universell und über das ganze Jahr einsetzbar. Es gibt viele Personen, die einen dauerhaft erhöhten Vitamin C-Bedarf haben.

Im Unterschied zu den meisten Pflanzen und Tieren (Ausnahme sind Affen, Meerschweinchen und einige Fische und Vögel) ist der menschliche Organismus nicht in der Lage, Vitamin C selbst zu produzieren. Bei allen anderen Tieren wird in der Leber Vitamin C aus Glukose hergestellt. Insofern ist eine regelmäßige Vitamin C-Zufuhr für jeden Menschen eine gute Empfehlung.

Bei hohen Dosierungen sind aufgrund der besseren Verträglichkeit das sogenannte gepufferte Vitamin C oder Infusionen zu bevorzugen.

Vitamin D

Seit einiger Zeit rückt zunehmend Vitamin D in den Fokus bei der Endometriose-Behandlung, denn man weiß inzwischen, dass viele Patientinnen einen Vitamin D-Mangel aufweisen. Eine unzureichende Versorgung mit Vitamin D zeigt sich unspezifisch, sodass die hierdurch auftretenden Symptome auch anderen Krankheitsbildern zugeordnet werden können. Als Leitsymptome gelten eine stark ausgeprägte Antriebslosigkeit und Müdigkeit.

Vitamin D wird auch als Sonnenhormon bezeichnet, was besagt, dass es eigentlich ein Hormon und kein Vitamin ist. Es kann sich in mehrfacher Hinsicht positiv auf den Krankheitsverlauf der Endometriose auswirken. So wirkt es entzündungshemmend, antioxidativ und regulierend auf das Hormonsystem. Es reduziert zudem das Risiko von Osteoporose und Autoimmunerkrankungen.

Interessant ist auch die Fähigkeit, dass es schmerzlindernd wirken kann, wenn eine tägliche Dosierung von 2000 IE erfolgt, wie in entsprechenden Studien festgestellt wurde.

Von ganz besonderer Bedeutung scheint der Einfluss auf das Immunsystem zu sein, denn ohne Vitamin D können Killerzellen (T-Zellen) nicht aktiv werden. Ist nicht genügend Vitamin D vorhanden, ist das Immunsystem stark beeinträchtigt, sodass sich Krankheitserreger wie Bakterien und Viren ungehindert ausbreiten können. Auch im Hinblick auf überschießende Immunreaktionen ist dieser Zusammenhang bedeutsam und für die Behandlung von Autoimmunerkrankungen relevant, die in Verbindung mit derartigen Reaktionen des Immunsystems auftreten.

In der Frauenheilkunde wird Vitamin D mittlerweile immer öfter thematisiert. So wird ein Mangel mit einer reduzierten Fruchtbarkeit, Schwangerschaftsproblemen sowie dem Polyzystischen Ovarsyndrom (PCO) in Verbindung gebracht.

Wenn es darum geht, den vielfältigen Nutzen von Vitamin D aufzugreifen und Behandlungserfolge bei der Endometriose zu erzielen, dann ist eine ausreichend hohe Dosierung von großer Bedeutung. Viele Therapeuten gehen von einer maximalen täglichen Dosis von 1.000 IE aus. Hierdurch wird der Vitamin D-Spiegel um ca. 10ng/ml erhöht.

Hingegen gibt es orthomolekular arbeitende Therapeuten, die mit weitaus höheren Dosierungen von täglich 4.000 IE und noch mehr arbeiten. Sie verweisen darauf, dass mögliche Nebenwirkungen erst ab einer täglichen Menge von 40.000 IE eintreten würden. Und das auch nur, wenn diese Einnahme über einen monatelangen Zeitraum erfolge.

Vitamin D ist einer der wenigen Nährstoffe, der vom menschlichen Organismus selbst hergestellt werden kann und zwar über die sogenannte Vitamin D-Synthese der Haut. Hierfür wird ausreichend Sonnenlicht benötigt, aber genau das ist es, was durch den modernen Lebenswandel bei vielen Menschen zu wenig zur Verfügung steht. Der heutige Lifestyle findet hauptsächlich in Innenräumen statt.

Besonders betrifft dies die Winterzeit, wenn man sich nur wenig im Freien aufhält und die Sonnenstrahlen ohnehin stark eingeschränkt sind. Die bekannte Wintermüdigkeit ist häufig auf genau diesen Umstand zurückzuführen und verschwindet erst dann, wenn im Frühjahr wieder mehr Sonne zur Verfügung steht oder durch die Einnahme von Vitamin D vorgesorgt wird.

Damit der Körper selbst genügend Vitamin D produzieren kann, ist ein regelmäßiger Aufenthalt im Freien unverzichtbar, zudem sollte der Körper nicht mit zu viel Kleidung oder Sonnenschutzcreme bedeckt sein, weil dann das für die Vitamin D-Produktion benötigte ultraviolette Licht nicht durchdringen kann. Zudem ist die Produktion auch von der Hautbeschaffenheit, nämlich dem Melaningehalt der Haut, abhängig. So produzieren ältere und dunkelhäutige Menschen naturgemäß weniger Vitamin D als junge und hellhäutige. Letztere benötigen also viele Stunden mehr an Sonnenschein, um genügend Vitamin D herstellen zu können.

Auch wenn die Vitamin D-Versorgung hauptsächlich durch Sonnenlicht erfolgt, so kann in begrenztem Maße auch eine bestimmte Ernährungsweise einen Beitrag leisten. Als besonders Vitamin D-haltig gelten fettreiche Fischsorten wie Aal und Hering sowie Lebertran, Milchprodukte und Eigelb.

Ob ein Vitamin D-Mangel vorliegt, lässt sich anhand einer einfachen Blutuntersuchung feststellen, allerdings werden die Kosten (ca. 30,- €) in der Regel nicht von gesetzlichen Krankenkassen übernommen.

Vitamin E

Vitamin E wird auch als Östrogenantagonist bezeichnet und soll in der Lage sein, Hormone abzubauen, wenn diese in einer zu großen Menge vorhanden sind. Wenn Vitamin E in der 2. Hälfte des Menstruationszyklus verabreicht wird, können Regelschmerzen und Bauchkrämpfe reduziert werden. Außerdem wirkt Vitamin E als ein starkes Antioxidanz.

Behandlung aus umweltmedizinischer Sicht

Wenn der Verdacht besteht, dass Umweltschadstoffe an der Entstehung der Endometriose beteiligt sind, wird ein komplexes Behandlungskonzept benötigt. Dies wird von Therapeuten mit einer umweltmedizinischen Ausbildung erstellt und durchgeführt. Für die Entfernung von belastenden Zahnmetallen ist ein Umweltzahnarzt der richtige Ansprechpartner.

Unverzichtbar ist eine hohe Bereitschaft für Eigeninitiative und Mitwirkung. Eine Behandlung einer schadstoffinduzierten Erkrankung kann immer nur so gut sein, wie der Patient bereit ist, mitzuarbeiten. Dies gilt für das Vermeiden belastender Stoffe (z. B. kein Alkohol und Nikotin), eine gesunde Lebensweise sowie eine ausgewogene und nährstoffreiche Ernährung.

Darüber hinaus ist man gut beraten, sich selbst in das Thema einzufinden, damit man aktiv in den Gesundungsprozess einwirken kann. In meinem Buch „Entgiften von A-Z“ erhalten Sie hierzu ausführliche Informationen.

Die wichtigsten Maßnahmen im Überblick:

1. Schadstoffe wie insbesondere metallhaltiger Zahnersatz (Amalgam, Palladium, Gold), Schimmelpilze, belastetes Trinkwasser, Wohngifte und Auto- und Industrieemissionen sind ggf. zu beseitigen und zu meiden.

2. Wenn Schadstoffbelastungen im Körper festgestellt werden, sind diese fachgerecht auszuleiten. Hierzu werden Entgiftungspräparate wie insbesondere Chelate (DMSA, DMPS, EDTA) eingesetzt. Ausleitungen sind auch möglich mit Glutathion, Alpha-Liponsäure, Apfelpektin, Zeolith, Zink, Selen, Vitamin C und Chlorella-Algen.

Außerdem kann die Entgiftung durch Infrarotkabinen, Sauna, basische Voll- und Fußbäder sowie durch Elektrolyse-Fußbäder unterstützt werden.

3. Die entgiftenden Organe wie Leber, Nieren und Darm sind bei einer Schadstoffbelastung besonders gefordert und sollten in ihrer Aktivität unterstützt werden. Dies gelingt durch viel Wassertrinken (kohlensäurefrei), Mariendistel und eine Darmsanierung.

4. Bei einer Schadstoffbelastung ist die Darmflora in der Regel stark in Mitleidenschaft gezogen, was sich durch eine Dysbiose und Candida zeigt. Eine umfassende Darmsanierung mit Probiotika einschließlich der Bekämpfung des Candida-Hefepilzes ist dann unverzichtbar.

Sobald die Darmsanierung ihre positive Wirkung entfaltet, können sich verschiedene Symptome zurückbilden wie z. B. bleierne Müdigkeit, Blähungen, Reizdarm, Nahrungsmittelunverträglichkeiten, Hautausschläge, Haarausfall und Gelenkschmerzen.

5. Schadstoffbelastungen gehen häufig mit gravierenden Nährstoffmängeln einher. Vorrangig betrifft dies die Vitamine B6, B12, C und D, Aminosäuren, Zink, Magnesium, Eisen, Q10, Spurenelemente und Fettsäuren (Omega 3 und Omega 6). Entsprechende Defizite sollte der behandelnde Therapeut überprüfen und mit Nahrungsergänzungsmitteln ausgleichen.

6. Eine individuelle Ernährungsweise, die aus möglichst viel Gemüse und industriell unverarbeiteten Produkten besteht sowie bekannte Nahrungsmittelunverträglichkeiten berücksichtigt, ist für den Gesundungsprozess unabdingbar. Werden dennoch unverträgliche Nahrungsmittel verzehrt, werden das Immunsystem und der Darm unnötig belastet und strapaziert.

7. In der umweltmedizinischen Behandlung wird häufig auch der Säure-Basen-Haushalt einbezogen. Die Basis bildet eine basenüberschüssige Ernährungsweise, die durch Basenbäder, Basenwickel und entsäuernde Präparate unterstützt wird.

8. Schadstoffbelastungen gehen bei vielen Patienten mit chronischen Infektionen einher. Je nach Virus- oder Bakterientyp ist eine Beseitigung angezeigt, die in Einzelfällen eine antibiotische oder antivirale Behandlung erfordert. Unabhängig davon sollte bei chronischen Infektionen immer eine Unterstützung des Immunsystems stattfinden.

Schmerzbewältigung – damit Schmerzen nicht Ihr Leben bestimmen

Eine der größten Herausforderungen bei der Endometriosebehandlung ist die Linderung der Schmerzen. Von chronischen Schmerzen spricht man ab einer Dauer von 3 – 6 Monaten. Sie führen zu einer deutlichen Einschränkung der Lebensqualität, und auch das allgemeine Wohlbefinden verschlechtert sich. Fröhlichkeit und Unbeschwertheit weichen sorgenvollen Gedanken, soziale Kontakte werden reduziert, und Betroffene ziehen sich zurück. Der chronische Schmerz nagt an der Substanz, und der Alltag wird zunehmend als große Belastung empfunden.

Schmerzen entstehen bei der Endometriose aus der Erkrankungssituation heraus, aber es gibt diverse Faktoren, die chronische Schmerzen begünstigen können. Hierzu gehören Stress, Angst und Überlastungssituationen, negative Grundeinstellungen und ständiges Grübeln. Zudem kann auch das Ignorieren von geringen Schmerzen zu chronischen Schmerzen führen.

Je nach Schweregrad der Erkrankung, dem individuellen Schmerzempfinden und den Möglichkeiten weiterer Behandlungsoptionen (z. B. Operation oder Hormonbehandlung) kommen verschiedene Möglichkeiten zur Schmerzreduzierung in Betracht.

Schmerzmedikamente

Viele Schmerzmedikamente sind in Apotheken ohne ein Rezept erhältlich. Neben Aspirin sind Naproxen und Ibuprofen die beliebtesten Schmerzmittel. Viele Anwender wiegen sich damit allerdings in trügerischer Sicherheit ganz nach dem Motto: „Wenn Präparate rezeptfrei erhältlich sind, dann können sie ja nicht gefährlich sein.“ Doch weit gefehlt, denn auch bei diesen sind Nebenwirkungen durchaus möglich. Und je länger die Einnahme erfolgt und je höher die Dosierung ist, umso größer wird das Risiko.

Der Wirkmechanismus vieler Schmerzmedikamente (z. B. Diclofenac) besteht in der Reduzierung der sogenannten Prostaglandine. Hierbei handelt es sich um hormonähnliche Substanzen, die als Schmerz-, Entzündungs- und Fieberbotenstoffe auftreten.

Die Medikamente sollen dazu führen, dass keine Prostaglandine mehr produziert werden, sodass die Schmerzen nachlassen. Häufig gelingt dies in begrenztem Rahmen, eine völlige und nachhaltige Schmerzfreiheit jedoch wird dadurch oftmals nicht erreicht.

Hinzukommen in ungünstigen Fällen Nebenwirkungen, die billigend in Kauf genommen werden. Hier ist auch die Gefahr von Medikamentenmissbrauch nicht zu unterschätzen, der im Laufe der Zeit zu einer unaufhörlichen Abwärtsspirale führen kann.

Eine Schmerzbehandlung sollte somit nicht allein aus einer Medikamenteneinnahme bestehen, zumal es inzwischen eine Vielzahl weiterer Möglichkeiten gibt, chronische Schmerzen zu lindern.

Chronische Schmerzen gehören immer in ärztliche Hände, damit möglichst eine akzeptable Balance zwischen medikamentöser, physiotherapeutischer und natürlicher Behandlung gefunden werden kann, denn dafür gibt es zahlreiche Optionen.

Schmerzlinderung mit Hausmitteln

Auch altbewährte Hausmittel wie eine Wärmflasche, ein Heizkissen oder ein warmes Bad können für eine wohltuende Schmerzlinderung sorgen. Denn durch die Wärme wird die Muskulatur entspannt, sodass die krampfartigen Schmerzen nachlassen.

Während die meisten Frauen ihre Schmerzen mit Wärme lindern können, sprechen andere besser auf Kälte an. So kann ein Beutel voller Eiswürfel oder ein Kühlakku auf die schmerzenden Bereiche des Bauches gelegt werden, um eventuelle Gewebeschwellungen zu reduzieren.

Schmerzlinderung mit Physiotherapie

Die Physiotherapie bietet verschiedene Schmerzbehandlungen an wie bestimmte Massagen, Wärmeauflagen (z. B. Fango- und Moorpackungen, Wärmpflaster), Wärmebehandlungen mit Wasser, Infrarotlicht und die Transkutane Elektrische Nervenstimulation (TENS).

Desweiteren kommen Elemente der Hydrotherapie zum Einsatz. Hierbei handelt es sich um verschiedene Wasseranwendungen (warm, kalt oder kombiniert) die in Form von Wickeln, Packungen, Bädern, Güssen und Wassertreten möglich sind.

Bei den physikalischen Methoden werden chronische Schmerzen gelindert, indem sich Verspannungen und Verhärtungen lösen und die Durchblutung angeregt wird. Sie alle werden begleitend zu medikamentösen Behandlungen eingesetzt.

Transkutane Elektrische Nervenstimulation (TENS)

Die Transkutane Elektrische Nervenstimulation (TENS) ist eine bewährte Methode bei der Behandlung von akuten und chronischen Schmerzen, die begleitend zu medikamentösen Behandlungen eingesetzt wird. Sie entspannt die Muskeln und wirkt schmerzlindernd und durchblutungssteigernd.

Der Wirkmechanismus wird durch einen schwachen Reizstrom mit niedriger Frequenz erreicht, der durch die Haut (transkutan) an die Nerven übertragen wird. Ziel der TENS-Anwendung ist es, die Schmerzschwelle heraufzusetzen und die Schmerzweiterleitung zum Gehirn zu reduzieren oder sogar ganz zu verhindern. Möglich wird dies unter anderem dadurch, dass durch die Anwendung schmerzhemmende Substanzen durch den Körper selbst gebildet werden.

Die Anwendung erfolgt durch ein kleines elektrisches Gerät, welches mit Elektroden und dem schmerzenden Körperbereich (z. B. Bauch oder Rücken) verbunden wird. Dafür werden die Elektroden auf der Haut fixiert. Sobald das Gerät eingeschaltet ist, fließt ein leichter, ungefährlicher Reizstrom durch die Haut, der durch ein leicht kribbelndes Gefühl wahrgenommen wird. Die Stromstärke kann nach dem persönlichen Schmerzempfinden festgelegt werden.

Die Anwendung erfolgt in der Regel 30 Minuten und kann mehrmals täglich durchgeführt werden. Um einen nachhaltigen Effekt zu erreichen, geht man von mindestens einer Anwendung pro Tag aus.

Die TENS-Behandlung eignet sich für den Hausgebrauch, denn entsprechende Geräte sind für diesen Zweck freiverkäuflich erhältlich.

Dennoch sollte die Behandlung zuvor mit einem Arzt abgeklärt werden, zumal es Kontraindikationen gibt, die gegen den Einsatz sprechen wie insbesondere Schwangerschaft und Epilepsie. Außerdem ist darauf zu achten, dass die Elektroden nicht auf erkrankte Hautstellen oder offene Wunden aufgetragen werden.

Kinesio-Taping – Schmerzen einfach „wegkleben"

Schmerzen einfach wegkleben – klingt zu einfach, um wahr zu sein? Was auf den ersten Blick tatsächlich etwas übertrieben erscheint, wurde in den 1980-er Jahren in Japan entwickelt und seither sehr erfolgreich bei vielfachen gesundheitlichen Herausforderungen und im Spitzensport eingesetzt.

Inzwischen gilt Kinesio-Taping als ein probates Mittel, Schmerzen schnell und effektiv in den Griff zu bekommen. Im Allgemeinen wird es bei Beschwerden der Muskeln und Sehnen sowie bei Verspannungen und Schmerzen angewendet. Bei der Endometriose eignet es sich insbesondere bei Bauch- und Rückenschmerzen.

Einfach ausgedrückt kann man sagen, dass es sich beim Kinesio-Taping um hochelastische Heilpflaster handelt, die auf die gespannte Haut geklebt werden und eine vergleichbare Elastizität und Dehnungsfähigkeit aufweisen.

Kinesio leitet sich von dem Wort „Bewegung" ab, und genau das ist es, wodurch sich Kinesio-Taping von herkömmlichem Taping unterscheidet, bei dem keine Bewegung möglich ist und der erkrankte Bereich (z. B. das Handgelenk) mit einem starren, festen Verband versehen wird. Hingegen sind die Kinesio-Tapes hochelastisch, atmungsaktiv und hautfreundlich und machen jede Bewegung mit, ohne einzuschränken, denn sie sind kaum spürbar.

Der Wirkmechanismus kommt über die Haut zustande, denn hier werden Empfindungen jeglicher Art über feine Rezeptoren weitergeleitet, sodass diese in den Körper bis hin ins Schmerzzentrum im Gehirn gelangen.

Unzureichende Durchblutung, gestautes Blut und stockende Lymphflüssigkeit begünstigen Schmerzen und Verspannungen.

Genau hier setzen die Kinesio-Tapes an, indem sich die Haut bei jeder Bewegung leicht anhebt und dadurch die Durchblutung, der Lymphabfluss und das Fasziensystem gefördert werden. Hieraus resultieren Verbesserungen von verkrampften Muskeln, Schmerzbotenstoffe können einfacher aus dem Organismus ausgeleitet werden, und Entzündungen werden abgebaut.

Die Tapes gibt es in leuchtend bunten Farben, und je nach Klebetechnik und Farbkombination ergeben sich auf der Haut interessante Muster. Die Farbgebung der Tapes basiert auf der japanischen Kinesiologie, bei der energetische Punkte und Prozesse in die Heilwirkung einbezogen werden. Demnach haben Farben eine besondere Bedeutung, sollen die Sinne ebenfalls anregen und die Stimmung aufhellen. Während Blautöne kühl wirken, stehen Rottöne für Wärme und Energie. Bei der Endometriose wird häufig Orange empfohlen, weil es im Unterschied zu rot für eine abgemilderte Wärme steht.

Die Kinesio-Tapes sind in verschiedenen Farben, Längen und Breiten oder auf Rollen erhältlich.

Das Aufkleben sollte man gerade zu Beginn fachgerechten Händen überlassen, damit der maximale Nutzen erreicht werden kann. Die genaue Klebetechnik wird in speziellen Qualifikationskursen vermittelt, an denen Angehörige von therapeutischen Berufen teilnehmen können. Auch Kurse für Laien werden zunehmend angeboten.

Dort erfährt man genau, an welchen Stellen man die Tapes bei welchen Beschwerden ansetzen muss. Dafür wird die Haut gedehnt und der Verlauf der Muskeln und Sehnen berücksichtigt. Ohne fundierte Kenntnisse sollte man das Tape-Kleben unterlassen, an schwer erreichbaren Körperstellen (z. B. Rücken) ist ohnehin Partnerarbeit angesagt.

Je nach Beschwerdebild verbleiben die Tapes bis zu 2 Wochen auf der Haut. Duschen und Baden ist möglich, aber nach dem Anbringen sollte zunächst mindestens eine Stunde vergangen sein. Damit sich die Tapes nicht vorzeitig lösen, sollten diese nach dem Duschen/Baden vorsichtig abgetupft werden.

Schmerzlinderung mit Naturheilkunde

Die Naturheilkunde kennt eine Vielzahl schmerzreduzierender Möglichkeiten. Gute Ergebnisse zeigen sich besonders durch Methoden aus der Traditionellen Chinesischen Medizin (TCM), nämlich Akupunktur und Akupressur.

Auch die Heilkraft der Pflanzen bietet verschiedene Optionen zur Schmerzlinderung. Die in Blättern, Blüten und Wurzeln enthaltenen hochwirksamen Bestandteile lassen sich als Cremes, Tabletten, Tropfen oder Tees anwenden.

Zu den beliebtesten naturheilkundlichen Präparaten zur Schmerzreduzierung bei der Endometriose zählen die wilde Yamswurzel (Wild Yam), Baldrian, Pestwurz, Teufelskralle, Gänsefingerkraut, Weihrauch und der „einfache Schneeball", der auch als „Viburnum prunifolium" bezeichnet wird.

Schmerzlindernd wirkt außerdem eine auf der Basis von natürlichem Progesteron hergestellte Creme, von der angenommen wird, dass sie neben der Schmerzreduktion auch zu einer Verlangsamung des wachsenden Gewebes führt.

Eine weitere sehr hilfreiche Methode in der Naturheilkunde ist die Neuraltherapie. Hierbei werden lokale Betäubungsmittel eingesetzt, wodurch Störfelder ausgeschaltet und Selbstheilungsmechanismen aktiviert werden sollen.

Neuraltherapie

Die Neuraltherapie ist eine sogenannte regulationsmedizinische Methode, bei der Lokalanästhetika therapeutisch eingesetzt werden. Behandlungen dieser Art sind keine neue Erfindung unserer Zeit, sondern haben ihren Ursprung bereits im 19. Jahrhundert. In den 1950-er Jahren wurden sie vielfach von Gynäkologen bei unterschiedlichsten Indikationen angewandt.

Bei der Endometriose kommt sie in Kombination mit weiteren Verfahren zum Einsatz, wenn es um die Behandlung von chronischen Schmerzzuständen und Unterbauchbeschwerden geht.

Mit der Neuraltherapie ist es möglich, über das vegetative Nervensystem vermittelte Störfelder aufzudecken und zu beseitigen. Derartige Störfelder bestehen häufig aus Narben, Verletzungen oder Entzündungen und werden bei der Neuraltherapie mithilfe einer Injektion mit Lokalanästhetika entstört. Hierdurch soll der Selbstheilungsprozess in Gang gesetzt werden.

Grundlage dieses Wirkmechanismus besteht in der Annahme, dass der ganze Körper von einem Netz aus Nerven in Form von Nervenbahnen umgeben ist. Hierdurch werden alle Zellen erreicht und ein ständiger Informationsaustausch möglich. So können Störfelder elektrische Impulse in das Nervensystem senden, infolgedessen der Körper mit Schmerzreaktionen antwortet.

Die verabreichten Lokalanästhetika in Form von Procain-Injektionen sorgen dafür, dass Störfelder ausgeschaltet und die Selbstheilungsmechanismen aktiviert werden, sodass die Schmerzen nachlassen. Ob dieser Mechanismus durch den mechanischen Reiz des Nadeleinstichs oder vom Procain her rührt, ist noch nicht eindeutig geklärt.

Die Neuraltherapie ist insgesamt betrachtet nebenwirkungsarm, wenngleich es in Einzelfällen zu Unverträglichkeitsreaktionen auf das verwendete Betäubungsmittel kommen kann. Zudem können tiefere Einstiche ebenfalls zu Nebenwirkungen führen.

Zu beachten sind Kontraindikationen wie Herzerkrankungen, Bluthochdruck, schwere Infektionskrankheiten und die Einnahme von blutgerinnungshemmenden Medikamenten.

Schmerzlinderung durch Entspannung

Entspannung ist eine wichtige Grundlage, Schmerzzustände zu lindern, zumal viele Patientinnen mit chronischen Schmerzen dauerhaft aufgrund der verankerten Schmerzangst angespannt sind, was den Schmerz begünstigt.

Hier helfen Entspannungstechniken wie progressive Muskelentspannung nach Jacobsen, Fantasiereisen, Yoga, autogenes Training und Meditation.

Entspannungsmethoden

Ein wesentlicher Faktor, der sich ungünstig auf das Krankheitsgeschehen auswirkt, ist Dauerstress. Wenn man bedenkt, dass dieser sogar bei gesunden Menschen Stresshormone entstehen lässt und damit zu einem hormonellen Ungleichgewicht führt, dann lässt sich erahnen, dass dies für Personen mit Endometriose besonders negative Auswirkungen mit sich bringt.

So kann die Entstehung von Endometriose gefördert werden und bereits bestehende Symptome verschlechtern sich. Im Umkehrschluss bedeutet dies, dass sich die Vermeidung von Stress positiv auswirkt und zu einer Symptomlinderung führen kann.

Damit dies gelingt und das vegetative Nervensystem beruhigt werden kann, sollte man unnötigen Stress vermeiden und zudem lernen, wie man mit Stresssituationen besser umgehen kann. Regelmäßige Entspannungsübungen sollten daher ein fester Bestandteil des Therapiekonzeptes bei Endometriose sein.

Hierfür bieten sich verschiedene Methoden an wie unter anderem Autogenes Training, Qi Gong, Meditation, Muskelrelaxation nach Jacobson, Phantasiereisen, Yoga, Atemübungen, Feldenkrais, Tai Chi und Eutonie. Auch inaktive Anwendungen sind sehr effektiv wie beispielsweise Bäder und Massagen.

Für welche Methode man sich entscheidet, sollte nach den persönlichen Vorlieben ausgewählt werden. Während einige Personen bei aktiven Entspannungsübungen am besten abschalten können, gelingt dies anderen besser bei passiven Anwendungen. Wenn man noch nicht weiß, was einem am besten liegt, sollte man zunächst verschiedene Methoden ausprobieren.

Wenn die Entspannungsübungen regelmäßig durchgeführt werden, stellen sich die positiven Veränderungen schon nach kurzer Zeit ein. Diese zeigen sich durch eine Verbesserung aller funktionellen Störungen wie beispielsweise bei Herz-Kreislauf-Beschwerden, Verdauungsproblemen und Schlafstörungen. Zudem lassen Nervosität und leichte Erregbarkeit nach, sowie Ängste und Unsicherheiten.

Muskelrelaxation nach Jacobson

Eine der am leichtesten zu erlernende Entspannungsmethode ist die Muskelrelaxation nach Jacobson. Sie wurde bereits vor mehr als 70 Jahren von dem aus Schweden stammenden Arzt Edmund Jacobson entwickelt und ist auch als „Tiefenmuskelentspannung" und „Progressive Muskelentspannung" bekannt.

Diese einfache Entspannungstechnik ist nicht nur sehr leicht zu erlernen, sondern auch ohne großen Aufwand anzuwenden und sogar in sehr unruhigen Umgebungen und Situationen im Sitzen, Stehen oder Liegen möglich.

Grundlage dieser Methode bildet die Annahme, dass Körper und Seele in enger Verbindung zueinander stehen und es durch seelische Belastungen zu Muskelverspannungen kommt. Sobald man unbeschwert und locker ist, fühlt man sich insgesamt relaxter, was sich auch durch entspannte Muskeln bemerkbar macht.

Um die Muskelrelaxation nach Jacobson anzuwenden, ist es wichtig, dass man den Unterschied zwischen muskulärer An- und Entspannung bewusst wahrnimmt. Zudem ist eine entspannte Atmung erforderlich, bei der das Ein- und Ausströmen der Atemluft allein durch das Absenken und Hochwölben des Zwerchfells sorgt. All dies ist nicht sehr schwierig und kann in kürzester Zeit erlernt werden.

Eine Grundübung wird in bequemer Rückenlage ausgeübt und beginnt mit den Füßen. Diese werden zur sogenannten Zehenfaust angespannt, während die Zehen möglichst weit Richtung Ferse gebeugt werden. Die Muskeln werden dabei so intensiv angespannt, dass der Fuß zu einem leichten Zittern kommt. Im Allgemeinen wird die Spannung zwischen 2 und 4 Sekunden gehalten und dann abrupt gelöst.

Der Reihe nach werden anschließend die Unter- und Oberschenkelmuskeln sowie die Muskeln von Gesäß, Bauch, Becken und Gesicht angespannt. Danach kommt die wichtige Phase, während der die Entspannung bewusst wahrgenommen wird und man sich intensiv auf den jeweiligen Körperteil konzentriert.

Mit etwas Training erreicht man nach 2 – 4 Wochen, dass sich der gewünschte Entspannungszustand bereits nach wenigen Minuten einstellt.

Etwas länger dauert es, bis man in der Lage ist, diese Entspannungsmethode in jeder beliebigen Situation und in unruhiger Umgebung zu erreichen.

Maßgeblich für den Erfolg ist regelmäßiges Training, denn schon nach einer Pause von mehr als 4 Tagen fängt der Muskel an, die zuvor erlernte Entspannungsfähigkeit zu vergessen. Ist man gut trainiert, dann gelingt es allerdings schon nach nur 5 Minuten Training alle 4 Tage, eine optimale Entspannungsbereitschaft zu erhalten.

Meditation

Meditation ist eine sehr effektive Methode, Stress zu reduzieren, allerdings ist sie aufwändiger zu erlernen als manch andere. Personen, die noch keinerlei Meditationserfahrung haben, tun sich anfangs schon mal schwer oder fremdeln mit dieser Art von Entspannung. Und nicht selten kommen sie sich „komisch" vor, wenn sie etwa einen bestimmten Satz oder auch nur ein einziges Wort minutenlang wiederholen sollen. Aber es lohnt sich, „dran zu bleiben", denn der Nutzen ist im Hinblick auf den Entspannungseffekt sehr groß. Zudem fällt es mit der Zeit immer leichter und wird zunehmend selbstverständlich.

Meistens geht es bei Meditationsübungen um die innere Konzentration, die sich auf das eigene Körperempfinden, auf die Atmung oder ein Wort oder Objekt bezieht. Bei der Endometriose und speziell bei unerfülltem Kinderwunsch empfiehlt sich besonders die Konzentration auf den Unterleib. Der Mechanismus der vertieften Konzentration macht es möglich, die üblichen Gedanken zu beruhigen und dadurch effektiv abzuschalten und zu entspannen.

Je öfter man die Meditationstechnik anwendet, umso leichter fällt das Abschalten, denn die Meditation funktioniert wie ein „mentaler Muskel". Mithilfe guter Meditations-CDs oder in einer Meditationsgruppe lässt sich diese Entspannungsmethode am besten lernen.

Kreatives Entspannen

Kreatives Gestalten gehört seit jeher in vielen Kliniken zu einem festen Therapiebestandteil bei den unterschiedlichsten Krankheitsbildern. Waren es bislang hauptsächlich Töpfern, Malen und Basteln, so gewinnen auch Handarbeiten wie Stricken und Häkeln zunehmend an Bedeutung, denn sie lenken nicht nur effektiv von Problemen und Sorgen ab, sondern können sogar schmerzlindernd wirken. Also nicht ohne Grund erleben altbekannte Hobbies wie Stricken und Häkeln seit einigen Jahren eine Renaissance.

Auch zum Entspannen sind diese Handarbeiten gut geeignet. Masche für Masche lässt man dabei seine Gedanken schweifen und die Seele baumeln, und wer mag, hört nebenher ein bisschen Entspannungsmusik.

Zwar gelten Häkeln und Stricken als „typische Frauenhobbies", dennoch können auch Männer zu Wolle und Nadeln greifen, um den stressigen Alltag auszuschalten. Alternativ bieten sich auch diverse andere kreative Hobbies wie etwa der Bau von Modellautos und –flugzeugen.

Eine kreative Entspannungsmethode für Frauen und Männer gleichermaßen findet man neuerdings in Malbüchern für Erwachsene. Dieser Trend „weg von der Yogamatte und hin zu Malbuch und Stiften" ist vor 2 Jahren aus den USA nach Deutschland geschwappt und hat auch hier einen gigantischen Boom ausgelöst.

Je nach persönlichen Vorlieben kann man Blumen, Bäume, Eulen, Hunde, Katzen, Elefanten, Schmetterlinge, Landschaften, Gesichter oder geometrische Muster mit Bunt- oder Filzstiften ausmalen und sich dabei vom Stress befreien und einen meditativen Zustand erreichen.

Die Motive sind oftmals sehr filigran und anspruchsvoll, sodass man pro Bild locker eine Stunde oder mehr entspannen kann. Dies ermöglicht, alles um sich herum auszublenden und ganz bei sich zu sein. Manch einer sieht sich zurück versetzt in seine Kindheit, was auch ein behagliches und entspanntes Gefühl aufkommen lassen kann.

Egal für welches kreative Hobby man sich entscheidet – allen ist gemein, dass sie nicht nur wunderbar entspannen, sondern dass diese am Ende auch Freude und Stolz erzeugen über das gelungene Selbstgemachte.

Ordnungstherapie

Bei der Ordnungstherapie geht es darum, stressreduzierende Methoden in den Alltag einzubeziehen, um eine neue Lebensordnung herzustellen.

Die Ordnungstherapie ist keine Errungenschaft unserer Zeit, aber noch immer wird ihr Wert hochgeschätzt und ist fester Bestandteile vieler ganzheitlicher Therapiekonzepte.

Hintergrund ist die allgegenwärtige extreme Reizüberflutung, der jeder Mensch heutzutage ausgesetzt ist. Stress findet an allen Fronten statt, nicht nur am Arbeitsplatz, in der Schule und zu Hause, sondern auch sehr viel in der Freizeit.

Um wieder seine eigene Mitte zu finden, einen geordneten Schlaf-Wachrhythmus zu erzielen, werden die Patienten angehalten, wieder auf ihre innere Uhr zu hören. Neben einer ausgewogenen maßvollen Ernährung gehören auch der Aufenthalt und regelmäßige Bewegung an der frischen Luft hinzu.

Phantasiereisen

Besonders bei Entspannungs-Anfängern beliebt sind Phantasiereisen bzw. Traumreisen, denn sie erfordern keinerlei Vorkenntnisse und Training.

Die Reisen erfolgen mit geschlossenen Augen in sitzender oder liegender Position. Währenddessen verfolgt man eine wunderschöne Geschichte, die ein Therapeut mit langsamer und beruhigender Stimme vorliest oder von einer CD abgespielt wird.

Dabei verfolgt man in Gedanken eine kleine Reise, die zu Entspannungsorten führt, sodass man automatisch die üblichen Gedanken und den Alltag völlig ausblendet. Die Reise führt beispielsweise zu einem traumhaften Strand, einem See, einem Wald oder einer grünen saftigen Wiese. Hier sind der Phantasie des Therapeuten keine Grenzen gesetzt, er kann auch vorab fragen, welches Reiseziel man wünscht.

Qi Gong

Qi Gong kommt ursprünglich aus der Traditionellen Chinesischen Medizin (TCM) und hat sich in den vergangenen Jahren auch in der westlichen Welt als eine beliebte Entspannungsmethode etabliert.

Die Bezeichnung „Qi" bedeutet Energie und „Gong" Übung. Geht es nach der TCM, so durchströmen den Körper sogenannte Meridiane, durch die die Lebensenergie Qui fließt. Dabei ist jeder Meridian mit einzelnen Organen oder Organgruppen verbunden.

Kommt es zu einer Blockade von bestimmten Meridianen, so führt dies zu einer Beeinträchtigung der Lebensenergie und somit zu gesundheitlichen Problemen. Beim Qi Gong wird das Ziel verfolgt, die jeweiligen Blockaden aufzulösen und das Entstehen neuer Blockaden zu verhindern. Durch das Vorhandensein ausreichender Energie soll es dann zur Aktivierung der Selbstheilungskräfte und Aufrechterhaltung der Gesundheit kommen. Der Wirkmechanismus wird auf die Regulation des vegetativen Nervensystems zurückgeführt.

Die Qi Gong-Übungen erfolgen in aufrechter Position in Kombination mit Atem- und Entspannungstechniken. Möglich ist auch eine Verbindung mit Meditationstechniken.

Autogenes Training

Seit Jahrzehnten ist Autogenes Training eine der beliebtesten Entspannungsmethoden und wird gerne auch als „Entspannungsklassiker" bezeichnet.

Die Entspannung erfolgt, indem man sich auf einen bestimmten Körperbereich konzentriert und währenddessen bestimmte Sätze wiederholt. Die Übungen erfolgen mit geschlossenen Augen in sitzender oder liegender Position. Währenddessen wiederholt man z. B. Sätze wie „Mein rechter Arm ist ganz warm", „Mein linker Fuß ist ganz schwer", „Meine Stirn ist glatt". Durch diese Konzentration wird ein Entspannungszustand erreicht.

Im Unterschied zu manch anderer Entspannungsmethode bedarf es beim Autogenen Training etwas Übung. Meistens erlernt man dies in entsprechenden Kursen, die z. B. von der VHS angeboten werden. Man geht davon aus, dass nach einer ca. 6-wöchigen Anwendung mit 1 – 2 wöchentlichen Sitzungen das Erlernte alleine Zuhause fortgesetzt werden kann.

Dem Autogenen Training wird nachgesagt, dass es nicht nur zu einer spürbaren Stressreduzierung führt, sondern auch zu einer Verbesserung des Allgemeinbefindens.

Sport und Bewegung

Auf den ersten Blick mag es verwundern, Sport und Bewegung bei der Endometriose vorzuschlagen, sprechen wir hier schließlich von einer schwerwiegenden Erkrankung, die bei den meisten Patientinnen mit starken Schmerzen einhergeht. Doch lässt sich grundsätzlich sagen, dass die Endometriose nicht per se sportliche Betätigungen ausschließt oder gar eine Kontraindikation darstellt.

Bei genauerer Betrachtung zeigt sich schnell, dass körperliche Aktivitäten sogar einen großen Nutzen für viele Betroffene bringen können. Und zwar zeigt sich dieser Effekt nicht nur bei einer bereits bestehenden Endometriose, indem das Fortschreiten der Krankheit gelindert werden kann, sondern das Risiko, dass die Krankheit überhaupt erst entsteht, wird durch regelmäßigen Sport reduziert.

Die Gesundheit kann auf vielfältige Weise von regelmäßigem Sport profitieren, indem sich das ganze Wohlbefinden verbessert. Hinzukommen mehr Kondition und Beweglichkeit, aber auch mehr Ausgeglichenheit, Stressreduzierung und gute Laune, die durch die Freisetzung von Endorphinen möglich wird. Diese „Gute-Laune-Hormone" sowie der Stressabbau sorgen zudem für ein nachlassendes Schmerzempfinden. Darüber hinaus wird der Östrogenspiegel durch Sport herabgesetzt, was sich insgesamt positiv auf den Krankheitsverlauf der Endometriose auswirkt.

Desweiteren verbessert körperliche Aktivität die Durchblutung, infolgedessen es zu einer Optimierung der Sauerstoff- und Nährstoffversorgung kommt. Schließlich werden die Funktionalität des Immunsystems, die Entgiftung und die Leistung der Leber unterstützt. Letztere wird durch Schwitzen möglich, indem belastende Substanzen über die Haut anstatt über die Leber ausgeschieden werden können.

Durch die optimalere Durchblutung profitieren auch die Becken- und Genitalorgane, was sich durch weniger starke Menstruationsbeschwerden zeigt. Überhaupt wirkt sich regelmäßige Bewegung schmerzlindernd aus, indem die Schmerzgrenze angehoben wird.

Viele Frauen mit Endometriose sind von Gewichtsproblemen betroffen. Auch hier leistet regelmäßiger Sport einen wichtigen Beitrag und kann der gefürchteten Gewichtszunahme wirksam entgegenwirken.

Inwieweit sportliche Aktivitäten ausgeübt werden können, ist vom persönlichen körperlichen Befinden abhängig sowie davon, welche Körperbereiche besonders betroffen sind und in welchem Stadium sich die Erkrankung befindet. So sollte man sich stets der persönlichen Leistungsfähigkeit anpassen und sich an den eigenen Möglichkeiten orientieren.

Das persönlich passende Maß zu finden, ist hier eine wichtige Grundlage, denn auch eine zu starke körperliche Schonung hat ihre Tücken. Durch zu viel Inaktivität kommt es zu Muskulaturabbau, sodass die verbleibenden Muskeln nicht mehr optimal arbeiten können. Zudem leidet das Herz-Kreislaufsystem, welches sich bei starker körperlicher Inaktivität zunehmend zurückbildet. Und schließlich kommt es zu einer spürbaren Beeinträchtigung der Knochen, indem diese an Substanz verlieren und sich das Osteoporose-Risiko erhöht.

Zunächst ist es sinnvoll, mit kleinen Schritten und moderater Bewegung zu beginnen, um nach und nach das persönlich passende Pensum auszuloten.

Hier sind leichte gymnastische Übungen ein guter Start. So kann man den gesamten Körper neu kennenlernen und ausprobieren, was möglich ist und was nicht. Sollte sich zeigen, dass bestimmte Körperregionen nicht einbezogen werden können, dann sollte man sich zunächst auf die funktionierenden Übungen konzentrieren wie etwa Nacken-, Arm- und Schulterübungen.

An sehr schmerzintensiven Tagen ist man zudem besser beraten, gänzlich auf körperliche Aktivitäten zu verzichten und neu zu starten, sobald die Schmerzen vorüber sind.

Wer wenig Erfahrung hat und zunächst an regelmäßige Bewegung herangeführt werden muss, ist gut beraten, sich durch fachmännische Empfehlungen wie beispielsweise einen Physiotherapeuten begleiten zu lassen. Hier lernt man gezielte Übungen, die zur Schmerzlinderung beitragen, ohne dass die Schmerzgrenze überschritten wird oder neue Schmerzen hieraus resultieren. Außerdem kann ein persönlicher Trainingsplan erstellt werden, um sich hinsichtlich der körperlichen Belastungen orientieren zu können.

Eine zu starke körperliche Aktivität kann einige der positiven Einflüsse ins Gegenteil verkehren. Besonders wichtig ist dies für Frauen mit Kinderwunsch, da übertriebener Sport zu einem Absenken des Gelbkörperhormons führt.

Besonders eignen sich bei Endometriose moderate Ausdauersportarten und Gymnastik wie Beckenbodentraining, Rückengymnastik, Yoga, Schwimmen, Walken, Nordic Walking und Fahrradfahren.

Yoga

Yoga ist eine sanfte Bewegungsmethode, die sich auf vielfältige Weise günstig auf die Endometriose auswirken kann. Hier eignen sich besonders gut das Hormon-Yoga und Luna-Yoga®, beides spezielle Yoga-Formen.

Im Allgemeinen sorgt Yoga durch sanfte Körper-, Dehnungs- und Atemübungen für eine bessere Durchblutung der inneren Organe, Beseitigung von Verspannungen und Konzentrationsfähigkeit. Auch eine Schmerzlinderung kann häufig erreicht werden. Damit sich Yogaübungen effektiv und nachhaltig auf die Endometriose auswirken können, ist regelmäßiges Üben unverzichtbar.

Yoga kann man am einfachsten in einem entsprechenden Studio erlernen, aber auch Online-Yogakurse bieten heutzutage eine gute und zudem bequeme und preisgünstige Möglichkeit.

Hormon-Yoga

Das so genannte Hormon-Yoga ist eine spezielle Art des Yoga und wurde von der Brasilianerin Dinah Rodrigues auf Grundlage des allgemeinen Yoga entwickelt.

Die Übungen des Hormon-Yoga stammen aus verschiedenen Yoga-Richtungen. Alle haben sie aber gemein, dass sie den Hormonspiegel harmonisieren und die Hormonproduktion anregen. Konzipiert ist das Hormon-Yoga vor allen Dingen für Frauen.

Bei dieser Yogaform werden gezielt Übungen ausgeführt, die das gesamte Hormonsystem beeinflussen. Lästige Symptome und Beschwerden verschwinden bei regelmäßiger Übung recht schnell und die verschiedenen Hormone werden ins Gleichgewicht gebracht.

Dieser Anspruch, den das Hormon-Yoga an sich stellt, klingt erst einmal weit hergeholt. Doch will man vielen Erfahrungsberichten Glauben schenken, dann lässt die Wirkung nicht lange auf sich warten.

Anders als viele andere Arten des Yoga ist das Hormon-Yoga eine dynamische Praxis. Ihre Wirksamkeit bezieht sie aus der Aktivierung des gesamten Körpers, der Massage der inneren Organe durch die gezielten Bewegungsabläufe und durch intensive Atemübungen.

Neben allgemeinen Wirkungen auf den Körper, wie beispielsweise die Kräftigung der Muskulatur, die Verbesserung der Haltung und einer Lösung von Blockaden und Verspannungen, zielt Hormon-Yoga vor allem auf die Aktivierung der Hormonerzeugung, einen Ausgleich des Hormonspiegels und dadurch auf eine Verringerung von Hormonstörungen. Damit verbunden werden Beschwerden gemildert oder beseitigt, die aufgrund eines unausgewogenen Hormonspiegels entstanden sind.

Auf dieser Basis wird Hormon-Yoga vor allem Frauen ab 30 empfohlen. Daneben berichten Frauen mit Endometriose, Kinderwunsch und Wechseljahresbeschwerden über die wohltuende Wirkung von Hormon-Yoga. Beachten Sie aber unbedingt die Gegenindikationen für diese Art des Yoga, also Umstände, die einer Ausführung von Hormon-Yoga entgegenstehen.

Da ein Großteil des Erfolges vom Hormon-Yoga von der korrekten Ausführung und der intensiven und richtig ausgeführten Atmung abhängt, sollten Sie zumindest zu Beginn einen Kurs unter der Leitung einer geschulten Yoga-Lehrerin besuchen.

Luna-Yoga®

Luna-Yoga® geht auf Adelheid Ohlig zurück, die diese Yoga-Variante in den 1980-er Jahren entwickelte. Bei der Behandlung von verschiedenen Frauenleiden wie Endometriose, Myomen, unerfülltem Kinderwunsch und Wechseljahresbeschwerden hat sich Luna-Yoga® in jüngster Zeit einen Namen gemacht und erfreut sich zunehmender Beliebtheit.

Diese Yoga-Art ist auf die Kraft der Mitte, des Beckenraums und der Sexualorgane gerichtet. Von hier aus entfaltet sich die Fruchtbarkeit, es kommt zu einer Stimulierung des Hormonsystems und einer verbesserten Durchblutung der Sexualorgane.

Die hier eingesetzten Übungen gehen auf indianische und afrikanische Tänze (z. B. Fruchtbarkeitstänze) zurück, die mit indischen Yogatechniken kombiniert werden. Die Übungen erfolgen sanft und rhythmisch und werden mit Entspannung und Atmung verbunden.

Luna-Yoga® wird nicht nach einem „Schema F" praktiziert, sondern die speziell im Luna-Yoga® ausgebildeten Lehrer/innen gehen auf die individuellen Bedürfnisse der Teilnehmerinnen ein und finden heraus, welche Übungen gut tun und Freude machen.

Ernährung bei Endometriose

Mit einer gezielten Ernährung können viele gesundheitliche Probleme sehr günstig beeinflusst werden, für hormonell bedingte Erkrankungen wie der Endometriose trifft dies in besonderem Maße zu.

So ist bekannt, dass viele Endometriose-Patientinnen eher einen ungesunden Ernährungsstil pflegen, der aus zu vielen tierischen Lebensmitteln, Zucker, Weißmehlprodukten und Genussgiften wie Koffein, Alkohol und Nikotin besteht.

Eine ungesunde Ernährung steht inzwischen sogar im Verdacht, an der Entstehung von Endometriose beteiligt zu sein oder deren Krankheitsverlauf zumindest ungünstig zu beeinflussen. Und wenn sie so einen großen Einfluss auf das Krankheitsgeschehen hat, dann ist der logische Umkehrschluss, dass sich eine gesundheitsfördernde Ernährung positiv auf den Krankheitsverlauf auswirken müsste.

Grundsätzlich gilt es bei Endometriose, die Ernährung auf eine ausgewogene und vollwertige Ernährung umzustellen, soweit diese vertragen wird. Denn bei vielen Menschen ist der Verdauungstrakt nicht in der Lage, umfangreiche Vollwertkost zu verdauen. Blähungen und Bauchschmerzen sind dann häufig die Folgen, sodass eine vermeintlich gesunde Ernährungsweise dann genau das Gegenteil erreicht.

Denn bei jeglicher Ernährung ist es immer wichtig, die individuellen Verträglichkeiten und somit Nahrungsmittelallergien und -intoleranzen zu berücksichtigen. Lesen Sie hierzu das nachfolgende Kapitel „Endometriose und Nahrungsmittelintoleranzen".

Zugunsten vegetarischer Ernährung sollte der Verzehr von tierischem Eiweiß eingeschränkt werden. Tierisches Eiweiß einschließlich Milchprodukten überfrachtet den Körper mit Arachidonsäure, die nicht nur zu einer Übersäuerung des Körpers beiträgt, sondern auch Entzündungen und Schmerzen verstärkt.

Auch das Vermeiden von histamin- und glutenhaltigen Lebensmitteln wirkt sich meistens positiv auf den Krankheitsverlauf aus. Im Allgemeinen sollten die Nahrungsmittel naturnah und möglichst frei von Konservierungs- und Farbstoffen sein.

Besonders wenn auf Milchprodukte und Nahrungsmittel mit einem hohen Zuckeranteil verzichtet wird, hat dies allein schon bei vielen Endometriose-Patientinnen einen enormen positiven Effekt.

Durch pflanzliche Faserstoffe wird die regelmäßige Darmentleerung unterstützt, was sich günstig auf die Verdauungsprobleme auswirkt. Gründliches Kauen und eine ausreichende Flüssigkeitsaufnahme sind weitere wichtige Aspekte einer verträglichen Ernährung.

Da einige Gemüse- und Obstsorten über hormonmodulierende Eigenschaften verfügen, die sich auf die Endometriose positiv auswirken können, sollte man die Ernährung entsprechend ergänzen. Besonders Leinsamen kann aufgrund mehrerer Aspekte begünstigend wirken, denn er verfügt nicht nur über eine hormonregulierende Fähigkeit, sondern er beruhigt durch die enthaltenen Schleimstoffe das Endometriosegewebe und sorgt für eine problemlosere und regelmäßiger Verdauung.

Ergänzt wird die gesunde Ernährungsweise durch hochwertige Pflanzenöle wie beispielsweise Leinöl und Arganöl.

Achten Sie bei Ihrer Ernährung auch auf folgende Aspekte:

- Vermeiden Sie raffinierten Zucker, da er nicht nur zu einer Vielzahl von gesundheitlichen Problemen führt, sondern außerdem auch als Vitaminräuber agiert.

- Vermeiden Sie Lebensmittel mit chemischen Zusatzstoffen. Insbesondere E-Nummern sollten gemieden werden, da diese häufig auf Schimmelpilzbasis hergestellt werden und sich ungünstig auf die Darmflora auswirken.

- Verzichten Sie auf Lebensmittel, die Glutamat enthalten. Dieses wird nicht nur in den meisten chinesischen Restaurants verwendet, sondern auch in sehr vielen Fertigprodukten, insbesondere in Fertigsaucen. In Tierversuchen konnte ein Zusammenhang zwischen Glutamat und Fettleibigkeit festgestellt werden. Außerdem ist es bekannt dafür, dass es neurotoxisch wirkt und die Krebsentstehung fördern kann.

- Ernähren Sie sich reichhaltig mit frischem Obst und Gemüse. Wenn Ihr Darm in der Lage ist, Rohkost zu verdauen, sollten Sie diese auch aufgrund wertvoller Enzyme in Ihre Ernährung aufnehmen.

- Vermeiden Sie lektinhaltige Lebensmittel wie Erdnüsse, rohe Getreidekörner und rohe Bohnen. Lektine gelten als darmschädigend und natürliche Giftstoffe.

- Achten Sie darauf, dass Sie Transfette vermeiden, weil der Körper diese industriell gehärteten Fette nur schwer verarbeiten kann. Diese sind überwiegend in frittierter Ware enthalten, aber auch in Fastfood, Margarine und Fertigprodukten.

- Wenn Sie von einer Laktoseintoleranz betroffen sind und Milchprodukte meiden, schützen Sie sich durch die Einnahme von Kalzium und Vitamin D vor einer Reduzierung der Knochendichte.

Endometriose und Nahrungsmittelintoleranzen

Nahrungsmittelintoleranzen sind nach wie vor noch immer ein unterschätztes Thema im Zusammenhang mit Endometriose. Häufig stellen Patientinnen im Laufe ihrer Erkrankung meistens durch eigenes Beobachten fest, dass ihnen bestimmte Nahrungsmittel Probleme bereiten. Doch leider wird ihnen von ihren Therapeuten häufig nicht vermittelt, dass es sich hierbei um Nahrungsmittelintoleranzen handeln könnte.

Immerhin greifen inzwischen einige auf Endometriose spezialisierte Kliniken die Thematik auf und wissen, dass auffallend viele Endometriose-Patientinnen von Nahrungsmittelunverträglichkeiten betroffen sind.

Gerade die Abklärung eventuell vorliegender Nahrungsmittelintoleranzen und das anschließende Meiden der unverträglichen Lebensmittel führen häufig zu einer deutlichen Verbesserung der gesamten gesundheitlichen Situation.

So wie die allgemeinen Symptome aufgrund der Endometriose unterschiedlich ausgeprägt sind, so machen sich auch die Nahrungsmittelunverträglichkeiten bei jedem Betroffenen anders bemerkbar. Diese äußern sich unter anderem durch Juckreiz, Nesselbildung, Schweißausbrüche, Blähungen, Koliken, Ekzeme, Pulsbeschleunigung, Atemnot, Schlafstörungen, chronische Müdigkeit und viele andere. Sie treten meist deutlich zeitlich verzögert nach dem Verzehr von den unverträglichen Lebensmitteln auf.

Einige dieser Beschwerden können auch durch die Endometriose selbst auftreten, sodass es teilweise schwierig ist festzustellen, ob sie nun von der Endometriose oder unverträglichen Lebensmitteln herrühren.

Was sind Nahrungsmittelintoleranzen?

Experten gehen davon aus, dass mindestens 40 % der Bevölkerung von Nahrungsmittelintoleranzen betroffen sind. (Quelle: British Allergy Foundation). In den USA wird die Diagnostik von Nahrungsmittel-Allergien und -Intoleranzen bereits seit den 1960-er Jahren intensiv betrieben.

Dort geht man aufgrund der langjährigen Erfahrungen davon aus, dass sogar 50 % der Bevölkerung mit Intoleranzen und Allergien auf Lebensmittel reagieren.

In Deutschland wissen nur die wenigsten Betroffenen von ihren Nahrungsmittelintoleranzen und leiden oft viele Jahre lang unter unerklärlichen Beschwerden, für die einfach keine Ursache zu finden ist. Jahrelange Ärzte-Odysseen sind dabei keine Seltenheit. So hat die bekannte Ernährungsberaterin Liz Tucker in ihrem Buch „Wenn du ja sagen willst, aber dein Körper nein sagt", festgestellt, dass einer der relevantesten Hinweise auf eine Nahrungsmittelintoleranz ein chronischer Zustand sein kann, der behandlungsresistent zu sein scheint.

Gerade der nicht mehr übersehbare Anstieg chronischer Erkrankungen bedarf mehr Ursachen- als Symptomforschung. Für Endometriose gilt dies in ganz besonderem Maße. Denn gerade das Aufdecken von Nahrungsmittelintoleranzen und anschließende Meiden der jeweiligen Lebensmittel kann für viele Betroffene eine deutliche Steigerung der Lebensqualität bedeuten.

Nahrungsmittelintoleranzen stehen im Verdacht, über 100 Symptome auslösen zu können. Diese betreffen jeden Bereich des Körpers und verursachen ganz unterschiedliche Beschwerden wie beispielsweise Blasenentzündung, Darmkoliken, chronische oder bleierne Müdigkeit oder Depressionen. Auch die Entstehung der Endometriose steht in diesem Zusammenhang in der Diskussion.

Die Symptome treten im Gegensatz zu klassischen Allergien zeitverzögert auf. Man unterscheidet zwischen Pseudoallergien und enzymbedingten Nahrungsmittelintoleranzen (Enzymopathien). Häufig werden diese Begriffe nicht deutlich abgegrenzt, sodass die enzymbedingten Intoleranzen oft zwar als Pseudoallergien bezeichnet werden, aber eigentlich zu den Enzymopathien gehören.

Die enzymbedingten Intoleranzen kommen am häufigsten vor. Zu ihnen zählen die Laktose-, Fructose-, Histamin-, Saccharose-, Sorbit- und Galactose-Intoleranz. Ursache dieser Intoleranzen ist ein Enzymmangel oder Enzymdefekt. Durch das Fehlen der jeweiligen Enzyme ist es für die Betroffenen nicht möglich, bestimmte Nahrungsbestandteile zu verdauen.

Schätzungen gehen davon aus, dass etwa zwei Prozent der Bevölkerung eine Histaminintoleranz haben, fünfzehn Prozent leiden an einer Laktose-Intoleranz und zwanzig bis dreißig Prozent an einer Fructoseintoleranz.

Wenn man von diesen Zahlen ausgeht, scheinen Nahrungsmittelintoleranzen zu den Volkskrankheiten zu gehören, die auf dem Vormarsch sind. Und sie stehen häufig in einem Zusammenhang chronischen Krankheiten. Dabei vermuten Fachleute, dass die Dunkelziffer sehr hoch ist, weil die Intoleranzen häufig nicht diagnostiziert werden.

Das heißt nicht, dass es den betroffenen Personen gut geht und sie sich gesund fühlen. Es bedeutet vielmehr, dass sie sich oft sehr quälen, sie in ihrer Lebensqualität deutlich eingeschränkt sind und sie in ihrer Verzweiflung von einem Therapeuten zum nächsten eilen. Doch aufgrund der großen Unkenntnis bleiben die Intoleranzen oftmals unentdeckt.

Die klinischen Symptome von Nahrungsmittelintoleranzen sind häufig den Nahrungsmittelallergien zum Verwechseln ähnlich, sodass es anfangs sehr aufwendig ist, herauszufinden, welche der beiden Erkrankungen tatsächlich vorliegt. Die Symptome äußern sich in beiden Fällen mit identischen Beschwerden wie Verdauungsproblemen, Kopfschmerzen, Müdigkeit, Atembeschwerden, Hautausschlägen und vielen mehr.

Die Diagnose von Allergien ist wesentlich einfacher zu stellen als die von Unverträglichkeiten, denn bei Nahrungsmittelallergien liegt ein immunologischer Mechanismus zugrunde. Der Organismus bildet Antikörper gegen die allergieauslösenden Stoffe und es findet eine Sensibilisierung statt. Dies ist anhand von IgE-Test ganz einfach festzustellen.

Bei Intoleranzen hingegen ist dies nicht der Fall, aber es werden ohne Beteiligung der Antikörper ebenfalls Botenstoffe freigesetzt. Und diese verursachen schließlich die gleichen Beschwerden wie die Antikörper bei klassischen Allergien. Nahrungsmittelintoleranzen werden auch als nicht-immunologisch bedingte Nahrungsmittelunverträglichkeiten bezeichnet.

Aufgrund der fehlenden Antikörper bei Intoleranzen fallen die klassischen Allergietests beim Vorhandensein von Intoleranzen unauffällig aus: Der Spiegel des Antikörpers IgE im Blut ist nicht erhöht und auch bei Hauttests (z. B. Pricktests) treten keine Reaktionen auf. Diese Tests sind Standarduntersuchungen, die bei Allergien mit Sofortreaktionen sinnvoll eingesetzt werden, aber bei Intoleranzen keinerlei Aussagekraft besitzen, sondern vielmehr zu Verwirrungen führen.

Das alles bedeutet allerdings nicht, dass Personen mit Intoleranzen weniger krank sind als die Allergiker. Häufig geht es ihnen sogar noch deutlich schlechter, weil die Diagnosen nicht gestellt werden und die Betroffenen somit wesentlich längere Leidenswege durchlaufen. So sind es keine Einzelfälle, dass die Betroffenen mitunter jahrelang herumdoktern und nicht wissen, welche Ursachen für ihre Beschwerden verantwortlich sind.

So kommt es leider sehr oft vor, dass Therapeuten zwar auf Allergien hin untersuchen, aber nicht auf Intoleranzen. Bei einem negativen Allergietestergebnis wird dann leider sehr oft der fatale Trugschluss gezogen, dass der Patient doch mehr ein Hypochonder sei oder alle Symptome psychische Ursachen hätten. Dabei sollte insbesondere bei unspezifischen Magen- und Darmbeschwerden an Nahrungsmittelintoleranzen gedacht werden.

Zu beachten ist außerdem, dass die Menge der symptomauslösenden Nahrungsmittel bei Intoleranzen individuell verschieden ist. Bei einer Person kann schon ein Stückchen Schokolade zu Beschwerden führen, während bei einer anderen erst nach zwei Schokoriegeln Probleme auftreten.

Obwohl Intoleranzen auf Histamin, Fructose und Gluten wesentlich häufiger vorkommen als eine Laktoseintoleranz, werden diese viel seltener diagnostiziert. Fructoseintoleranz wird mit einem H2-Atemtest festgestellt, Histamin- und Glutenintoleranzen können anhand spezifischer Blutuntersuchungen diagnostiziert werden.

Zusätzlich zu den enzymbedingten Nahrungsmittelintoleranzen gibt es außerdem häufig noch Nahrungsmittelunverträglichkeiten auf einzelne Lebensmittel, die mittels eines IgG-Tests aufgedeckt werden können. Auch wenn in Deutschland die Akzeptanz dieses Testverfahrens zu wünschen übrig lässt, sind diese Tests in englischsprachigen Ländern quasi an der Tagesordnung und haben schon vielen Betroffenen zu einer deutlichen Verbesserung der Lebensqualität verholfen. Auch diese Intoleranzen lassen sich nicht mit den klassischen IgE-Allergietests aufdecken!

Laktoseintoleranz

Auffallend viele Endometriose-Patientinnen vertragen keine Milchprodukte, was sich als Laktoseintoleranz äußert.

Laktose ist ein natürlicher Zucker, der in der Milch von Säugetieren vorkommt und von dem Enzym Laktase abgebaut wird. Ist nicht genügend Laktase vorhanden, können entsprechende Lebensmittel nicht ausreichend verdaut werden. Man spricht dann von einer Laktoseintoleranz.

In der Regel wird bei Kindern unter zwei Jahren die meiste Laktase gebildet, aber auch fast alle Europäer im Erwachsenenalter mit weißer Hautfarbe produzieren in der Regel ausreichende Laktase-Mengen. In anderen ethnischen Gruppen ist dies nicht der Fall, so kommt dort die Laktoseintoleranz viel häufiger vor. Man geht davon aus, dass ungefähr 75 % der Afrikaner mit dunkler Hautfarbe und 90 % der Asiaten von einem Laktasemangel betroffen sind.

Symptome bei einer Laktoseintoleranz sind Magenkrämpfe, Blähungen und manchmal Durchfall.

Fructoseintoleranz

Eine Fructoseintoleranz entsteht aufgrund des fehlenden Enzyms Fructose-1-phosphate aldolase und hat zur Folge, dass Fruchtzucker nicht verdaut werden kann.

Man unterscheidet zwischen einer erworbenen und einer ererbten Variante. Letztere kommt vergleichsweise selten vor und wird fast immer schon in den ersten Lebensmonaten diagnostiziert. Sie bleibt lebenslänglich bestehen, während die erworbene Fructoseintoleranz in ihrer Ausprägung im Laufe der Zeit geringer werden kann oder mitunter sogar gänzlich verschwindet.

Erste Hinweise sind gegeben, wenn nach dem Verzehr von Obst Verdauungsprobleme auftreten.

Fructose ist mittlerweile in vielen Fertiggerichten, Arzneimitteln und Alltagslebensmitteln enthalten, sodass man hier im Falle einer Fructoseintoleranz vor dem Verzehr das Kleingedruckte lesen muss.

Histaminintoleranz

Histaminintoleranz wird auch als die unentdeckte Krankheit bezeichnet, denn im Praxisalltag wird sie noch immer viel zu oft nicht diagnostiziert, obwohl sie zu sehr starken körperlichen Beeinträchtigungen führen kann und mit der Endometriose vergesellschaftet scheint.

Eine Histaminintoleranz macht sich hauptsächlich dann bemerkbar, wenn nach dem Verzehr histaminhaltiger oder histaminfreisetzender Lebensmittel Symptome auftreten. Zu diesen gehören unter anderem Hefe, Sauerkraut, Schokolade, Tomaten, Rotwein, Bier, Essig, diverse Teesorten, Salami, Parmesan und nicht fangfrischer Fisch.

Die auftretenden Symptome zeigen sich sehr unterschiedlich, meistens sind jedoch Verdauungsprobleme wie Durchfall, Koliken und Blähungen zu beobachten. Schon manch vermeintlicher Reizdarm entpuppte sich im Nachhinein als Histaminintoleranz.

Auch die Haut reagiert häufig, sei es durch sogenannte Flashs (Gesicht läuft plötzlich rot an) oder Ausschläge. Viele Patienten mit Neurodermitis und Psoriasis sind von einer Histaminintoleranz betroffen.

Histamin ist ein lebensnotwendiges Gewebshormon und eine Intoleranz darauf entsteht dann, wenn überschüssiges Histamin nicht schnell genug abgebaut werden kann. Für den Histaminabbau ist das Enzym Diaminoxidase (DAO) erforderlich, bei Personen mit einer Histaminintoleranz ist es häufig nicht in ausreichender Menge vorhanden.

Hiervon sind auch viele Patientinnen mit Endometriose betroffen. Schätzungen gehen davon aus, dass ca. 10 % aller an Histaminintoleranz leidenden Frauen an Endometriose erkrankt sind.

Auch wenn bislang weitergehende Untersuchungen fehlen, die einem Zusammenhang von Endometriose und Histaminintoleranz nachgehen, so zeigt die Erfahrung, dass viele Endometriose-Patientinnen von einer histaminarmen Ernährungsweise profitieren und sich diverse Symptome verbessern, wenn histaminhaltige Lebensmittel gemieden werden.

Untermauert wird dies auch durch die Feststellung, dass grundsätzlich eine Verbindung von Hormonen und Histaminen besteht. So weiß man von Frauen mit Histaminintoleranz, dass ihre Symptome zyklusabhängig auftreten können.

Man geht inzwischen davon aus, dass ein zyklusabhängiger erhöhter Östrogenspiegel zu vermehrtem Histamin führt, infolgedessen sich Menstruationsbeschwerden verstärken können. In diesem Kontext interessant erscheint auch die Tatsache, dass sich Seekrankheit, die bekanntermaßen histaminabhängig ist, während der Menstruation stärker zeigt.

Vermutungen gehen davon aus, dass die histaminabbauende Diaminoxidase während der Menstruation hormonbedingt herabgesetzt ist. Insofern kann das vorhandene Histamin nicht ausreichend abgebaut werden, sodass sich vielfältige Beschwerden zeigen wie beispielsweise krampfartige Unterleibsschmerzen und Migräne.

Üblicherweise werden in diesen Situationen Schmerzmedikamente verabreicht, dabei könnte ein Einwirken auf den Histaminhaushalt wesentlich effektiver sein. Möglich ist dies durch den Verzicht auf entsprechende Lebensmittel sowie durch Antihistaminika (verschreibungspflichtig) und/oder DAO-Tabletten, die schon einige Tage vor Beginn der Menstruation oder bei bestehenden Beschwerden eingesetzt werden können.

Glutenintoleranz

Die Glutenintoleranz steht im Verdacht, unter anderem durch Hormone ausgelöst zu werden, sodass diese Unverträglichkeit bei Endometriose häufiger vorkommen kann. Die Symptome äußern sich wie bei anderen Intoleranzen auch durch Blähungen, Müdigkeit, Durchfall etc..

Bei einer Glutenintoleranz wird das Klebereiweiß Gluten nicht vertragen, sodass auf viele gängige Getreidesorten verzichtet werden muss wie insbesondere auf Weizen, Hafer, Dinkel, Roggen und Kamut.

Stattdessen sollte die Ernährung aus glutenfreien Getreidesorten bestehen wie Mais, Quinoa, Hirse, Amaranth und Buchweizen, die es als Mehl, Flocken oder Pops im Handel zu kaufen gibt. Glutenfreies Mehl ist außerdem auf der Basis von Kichererbsen, Mandeln, Kokos, Kartoffeln und Lupinen erhältlich.

Gewichtsmanagement

Als wäre die Endometriose mit all ihren Facetten nicht schon belastend genug, kommt für viele betroffene Frauen noch ein gewichtiges Problem in Form von Übergewicht hinzu.

Die Gründe hierfür sind vielschichtig, hängen aber oftmals mit dem unausgeglichenen Hormonhaushalt zusammen, der durch einen Östrogenüberschuss gekennzeichnet ist. Ein derartiger Überhang an Östrogen wird angeheizt durch einen hohen Körperfettanteil. So neigen Frauen mit übermäßigem Körperfett eher zu höheren Östrogenspiegeln als schlanke Frauen, sodass bei diesen das Endometriose-Risiko steigt oder der Krankheitsverlauf ungünstig beeinflusst wird. Schlussfolgernd bedeutet dies, dass bei Übergewicht eine Gewichtsreduzierung zu einer Linderung der Symptome beitragen kann.

Hinzukommt bei vielen Frauen mit Endometriose eine Schilddrüsenunterfunktion, was zu einem verlangsamten Stoffwechsel und einem daraus resultierenden Übergewicht führt. Außerdem kommt es häufig durch Hormoneinnahmen zu einer deutlichen Gewichtszunahme.

Abnehmen mit herkömmlichen Methoden zeigt sich somit aufgrund dieser komplexen Situation für viele Frauen mit Endometriose als eine große Herausforderung. Dennoch sollte man sich mit diesem Thema auseinandersetzen, denn nichts ist unmöglich, wenn man an den „richtigen Schrauben dreht".

Für viele Betroffene stellt das Übergewicht eine große Belastung dar, und zwar in psychischer und physischer Hinsicht. Auch die hieraus resultierenden gesundheitlichen Gefahren und Beeinträchtigungen sind nicht zu unterschätzen wie Diabetes, Bluthochdruck und eine reduzierte Fruchtbarkeit. Gründe genug also, um das Gewichtsmanagement in das Therapiekonzept der Endometriose einfließen zu lassen.

Wenn beispielsweise Wassereinlagerungen vorhanden sind, kommen Maßnahmen zur Entwässerung in Betracht. Eine gängige Praxis besteht darin, Entwässerungsmedikamente zu verabreichen. Dies ist im Hinblick auf mögliche Nierenbelastungen und Mangelerscheinungen von Mineralien und Spurenelementen allerdings bedenklich. Weniger belastend sind hingegen regelmäßige Lymphdrainagen sowie das regelmäßige Trinken von entwässernden und nierenunterstützenden Teesorten.

Empfehlenswerter als die Beseitigung von Wassereinlagerungen ist deren Vermeidung, indem das Essverhalten darauf ausgerichtet wird und eine Einschränkung des Salzkonsums erfolgt. Dies ist möglich durch salzarme Mahlzeiten und durch den Ersatz von Salz durch Kräuter wie beispielsweise Petersilie, Basilikum, Rosmarin oder Schnittlauch.

Überhaupt spielt die Ernährung sehr oft eine Schlüsselrolle, und somit hat man es doch ein Stück weit selbst in der Hand, inwieweit man das Übergewicht zulässt oder nicht.

Bei den meisten Erwachsenen beträgt die täglich benötigte Kalorienzufuhr zwischen 2.000 und 3.000 Kalorien. Dies sind Durchschnittswerte, die nicht die individuellen Gegebenheiten berücksichtigen. So benötigen beispielsweise kleinere und inaktive Menschen naturgemäß weniger Kalorien als große und sportliche.

Wenn die tägliche Kalorienmenge dem persönlichen Aktivitätsniveau entspricht und die zugeführten Kalorien somit verbrannt werden, dann stehen die Chancen gut, kein Gewicht zuzunehmen. Kommt es jedoch durch Hormoneinnahmen zur Gewichtszunahme, dann sind eine Ausweitung der sportlichen Aktivitäten und/oder eine Reduzierung der Kalorienmenge anzuraten.

Hierbei geht es nicht darum, auf komplette Mahlzeiten zu verzichten und von nun an mühsam Kalorien zu zählen. Vielmehr geht es um eine Umstellung auf kalorienärmere Lebensmittel und regelmäßige Mahlzeiten. Lässt man nämlich eine Mahlzeit aus, dann rächt sich dies schnell durch einen unausgewogenen Blutzuckerspiegel. Sobald dieser zu weit abfällt, kommt es zu unkontrollierten Heißhungerattacken und man isst weitaus mehr als man eigentlich beabsichtigte. Der zuvor ausgeübte Nahrungsverzicht war somit für die Katz.

Heißhungerattacken sind immer eine große Gefahr für unkontrollierte Essorgien. Daher sollte man bemüht sein, dass sie am besten gar nicht erst in Erscheinung treten. Dies gelingt am besten, wenn man auf Lebensmittel mit einem niedrigen glykämischen Index zurückgreift. Hingegen sollten diejenigen mit einem hohen glykämischen Index vermieden werden wie insbesondere Zucker und Weißmehl, da diese zu einem plötzlichen Anstieg des Blutzuckerspiegels führen.

Vorzug sollten Vollkornprodukte, Gemüse und fructosearmes Obst erhalten, denn neben dem niedrigen glykämischen Index sorgen die darin enthaltenen Ballaststoffe für ein länger anhaltendes Sättigungsgefühl. Zwar verfügen Milchprodukte, Fisch und Fleisch auch über einen niedrigen glykämischen Index, jedoch ist hier Arachidonsäure enthalten, die entzündungsfördernd wirkt und bei Endometriose nicht förderlich ist.

Auch Getränke haben einen großen Einfluss auf den Blutzuckerspiegel. Besonders gilt dies für gesüßte Getränke wie Limonade, Cola, Fruchtsäfte und mit Zucker oder Honig gesüßter Kaffee oder Tee. Vorzugsweise sollten kohlensäurearmes Wasser und ungesüßte Kräutertees oder grüner Tee getrunken werden.

Für ein effektives Gewichtsmanagement ist es sehr hilfreich, ein Ernährungstagebuch zu führen. Dabei geht es nicht in erster Linie um akribisches Kalorienzählen, sondern es ist oftmals schon sehr hilfreich, wenn man durch die Aufzeichnungen einen Überblick darüber bekommt, was man eigentlich über den ganzen Tag verteilt zu sich nimmt.

Nicht selten ist man dann erstaunt, was sich da im Laufe des Tages so alles ansammelt. Besonders kommen dann die vielen versteckten Naschereien zum Vorschein, die auch eine noch so kalorienarme Hauptmahlzeit in den Schatten stellen und die Gesamtbilanz der Tageskalorien ziemlich negativ erscheinen lassen.

Wer sich zuvor noch nicht mit dem Thema Ernährung beschäftigt hat, kann sich schnell überfordert fühlen und sollte sich gegebenenfalls von einem Ernährungsexperten beraten lassen.

Neben einer angepassten Ernährungsweise trägt auch regelmäßige Bewegung zu einer Gewichtsreduzierung bei. Wenn die Endometriose körperliche Aktivitäten einschränkt, bedeutet dies nicht, dass grundsätzlich kein Sport möglich ist. Mithilfe eines Physiotherapeuten oder Personal Trainers kann das persönlich Machbare herausgefunden werden. Lesen Sie zu diesem Thema auch das Kapitel „Sport und Bewegung".

Was hat der Darm mit Endometriose zu tun?

„Der Tod sitzt im Darm" – ein altes Sprichwort, das auf Paracelsus zurückgeführt wird, ist heute aktueller denn je, besonders auch für Endometriose-Patientinnen.

Da viele der Betroffenen häufig Verdauungsprobleme wie Durchfälle, Verstopfung, Sodbrennen und Darmkoliken beklagen, ist davon auszugehen, dass der Darm dieser Patientinnen stark in Mitleidenschaft gezogen ist.

Der Darm steht in einer Wechselwirkung mit der Endometriose, denn durch eine gestörte Verwertung der zugeführten Nährstoffe kommt es zu einer Verschlechterung der Endometriose, andererseits wirken sich Endometrioseherde als permanente Reize ungünstig auf den Darm aus.

Lassen Sie uns zunächst einen Blick darauf werfen, welch wichtige Funktionen der Darm eigentlich innehat. Denn er ist weitaus mehr als ein technisches Transport- und Ausscheidungsorgan, das den Nahrungsbrei von A (dem Magen) nach B (dem Darmausgang) befördert.

Wenn die gesamte Darmoberfläche ausgebreitet würde, ließe sich ein Fußballplatz damit auslegen. Tausende fingerförmige kleine Zotten sitzen in der Darmschleimhaut und sind mit Darmbakterien besiedelt, um die Verdauung in Gang zu halten.

Der längste Abschnitt im Verdauungskanal ist der Dünndarm. Nachdem die Nahrung im Magen vorverdaut wurde, ist es die Aufgabe des Dünndarms, die Nahrungsbestandteile zu resorbieren. Dieses geschieht über die Darmzotten des Dünndarms. Die menschlichen Dünndarmzotten sind zwischen 0,5 und 1,5 mm hoch, unterliegen einer ständigen Abnutzung und wachsen bei gesunden Menschen täglich nach.

Zöliakiepatienten wissen am besten, wie wichtig das Vorhandensein von Darmzotten ist. Sie sind lebenslänglich auf eine glutenfreie Diät angewiesen, damit die Darmzotten gedeihen können.

Wird diese Ernährung nicht konsequent eingehalten, erleiden sie eine Zottenatrophie, was meistens eine komplette Zerstörung der Dünndarmzotten bedeutet. Durch die fehlenden Zotten leiden die Betroffenen unter einem gefährlichen Nährstoffmangel mit dem Risiko für zahlreiche Folgeerkrankungen wie z. B. Diabetes.

Durch bestimmte Lebensmittel wie etwa Kuhmilchprodukte können die Darmzotten auch bei Nicht-Zöliakie-Betroffenen stark angegriffen werden. Durch den hohen Kaseinanteil der Kuhmilchprodukte werden die Zotten verklebt und können oft nur als Büschel den Darm verlassen, anstatt dass sie als einzelne Zotten abgetragen werden. Diese Form der Abtragung führt dazu, dass in der Darmschleimhaut Mikrorisse entstehen, die den Darm durchlässig werden lassen, woraus eine durchlässige Darmschleimhaut (Leaky Gut Syndrom) entsteht.

Der Darm lässt sich mit den Wurzeln einer Pflanze vergleichen. Steht ein Baum auf schlechtem Boden und kann er über seine Wurzeln nicht die erforderlichen Nährstoffe aufnehmen, kümmert er vor sich hin und seine Blätter fallen ab. Genauso gut muss sich auch die „Pflanze Mensch" mit Nährstoffen versorgen und diese über gesunde Wurzeln aufnehmen.

Was die Wurzeln für den Baum bedeuten – das ist der Darm für den Mensch. Wird der menschliche Organismus über den Darm - aus welchen Gründen auch immer - nicht ausreichend mit Nährstoffen versorgt, kann das gravierende Auswirkungen auf die Gesundheit haben.

Ist der Darm geschädigt und kann seine Aufgaben nicht vollständig ausführen, leidet der gesamte menschliche Organismus unter diesem Zustand. So ist der Verdauungsapparat auch ein wichtiger Indikator für die Gesundheit eines Menschen.

Wenn der Darm intakt ist, fühlt sich der Mensch meistens wohl. Erkrankt der Darm jedoch, und ist er entzündet oder mit Geschwüren überwuchert, von einer Dysbiose, Candidainfektion oder durchlässigen Darmschleimhaut betroffen ist, dann äußert sich das durch Unwohlsein, Kränkeln und sich einfach nicht gesund fühlen.

Und wenn sich die Symptome in ganz anderen Körperregionen bemerkbar machen, die nicht unmittelbar mit dem Darm in Verbindung zu stehen scheinen wie beispielsweise bei Juckreiz, Haarausfall und Müdigkeit, wird nur selten die Ursache im Darm gesucht. Schädliche Einflüsse wirken sich besonders auf die Darmschleimhaut aus, auf den Zustand anderer Schleimhäute des Organismus sowie auf die Haut.

Sie kennen vielleicht die Aussage: „Die Haut ist der Spiegel des Darms". So haben Hauterkrankungen wie Akne, Neurodermitis und Schuppenflechte sehr häufig ihre Ursache in einer gestörten Darmflora.

Ganzheitlich arbeitende Mediziner und Kliniken therapieren diese Erkrankungen daher an der Wurzel, indem sie als Basistherapie eine Darmsanierung ins Behandlungskonzept einbeziehen.

Auch naturheilkundlich ausgerichtete Gynäkologen erkennen zunehmend die Wichtigkeit eines gesunden Darms, wenn es um verschiedene Frauenkrankheiten geht. Bei der Endometriose spielt auch die Tatsache hinein, dass der Darm eine zentrale Rolle im komplexen Gebilde des Immunsystems inne hat, sodass bei der Behandlung der Endometriose eine umfängliche Darmsanierung häufig Bestandteil des ganzheitlichen Therapiekonzeptes ist.

Das Immunsystem des Darms

Der Darm ist das größte Immunsystem des Körpers. Über 80 % der Abwehrzellen sind im Darm tätig, was im Umkehrschluss bedeutet, dass bei einer defekten Darmflora eine starke Beeinträchtigung des Immunsystems vorliegt. Und da Endometriose-Patientinnen in der Regel eine Einschränkung des Immunsystems aufweisen, sollte ein Blick auf den Immunstatus des Darms erfolgen. Immerhin ist ein intaktes Immunsystem nur dann gegeben, wenn der Darm mit einer gesunden Darmflora ausgestattet und nicht mit schädlichen Ablagerungen überfrachtet ist.

Die Abwehrzellen des Darms sind meistens die ersten ihrer Art, die mit Fremdstoffen aus der Umwelt in Kontakt kommen. Der Dünndarm verfügt über drei Abwehrbarrieren, nämlich die Dünndarmschleimhaut, den Schleim auf der Schleimhaut und die Bakterienflora auf der Schleimhaut.

Die darmassoziierten Abwehrzellen werden erst langsam nach der Geburt aufgebaut. Bis zum Ende des ersten Lebensjahres verfügen Babys noch nicht über Enzyme, die für die Verdauung von tierischen Eiweißen und Fetten erforderlich sind.

Die Darmflora und ihre Bedeutung für die Gesundheit

Die Gesamtheit der im Darm lebenden Kleinstlebewesen (Mikroorganismen) wird als Darmflora und Mikrobiota bezeichnet. Der Mensch kommt mit einer nicht voll entwickelten Darmflora zur Welt, die sich in den ersten Lebensmonaten weiterentwickelt. Dazu bedarf es zunächst einer Ansiedlung wichtiger Bakterien, die das Neugeborene während des Geburtsvorgangs erhält. Weitere kommen während der Stillzeit über die Muttermilch und später durch feste Nahrung hinzu.

Eine gesunde Darmflora ist für den gesamten Organismus lebensnotwendig, um gegenüber der Umwelt gewappnet zu sein. In einem gesunden Darm leben ca. 100 Billionen Bakterien, die mehr als 400 verschiedenen Arten angehören und in gesundheitsschädigende, fäulnisbildende Bakterien (Kolibakterien, Fäulnisflora) und darmfreundliche Bakterien (Probiotika, Säuerungsflora) eingeteilt werden. Letztere sind es, die den Darm gesund halten und für die Immunabwehr sorgen.

Bifidobakterien und Laktobacillus gelten als die wichtigsten Gegenspieler der Kolibakterien und sorgen dafür, dass die Darmflora des Dünndarms im Gleichgewicht bleibt. Als ideal gilt ein Verhältnis von 85 % darmfreundlichen Bakterien und 15 % Fäulnisbakterien. Die Flora des Dickdarms besteht aus 10 verschiedenen Bakterienstämmen wie den Bakterien Koli, proteus und faecalis.

Darmbakterien bilden eine natürliche Schranke gegen die Ansiedelung und Vermehrung von unerwünschten Mikroorganismen wie beispielsweise den Hefepilzen. Jeder Bakterienstamm übernimmt eigene Aufgaben im Darm, somit ist es wichtig, dass möglichst viele verschiedene gesunde Keime vorhanden sind. Sie alle leben in einer gut aufeinander abgestimmten Symbiose und bilden die Voraussetzung für eine umfassende Gesundheit. So sind Bifidobakterien u. a. dafür zuständig, Folsäure, B-Vitamine, Biotin und rechtsdrehende Milchsäure zu produzieren.

Gesunde Darmbakterien unterstützen außerdem die Verdauung, indem sie die Darmtätigkeit und Darmbewegungen anregen, was zu einer besseren Assimilation der Nährstoffe führt. Davon profitiert auch die Darmschleimhaut, da sie wesentlich besser mit Nährstoffen versorgt wird.

Außerdem produziert die Darmflora Verdauungsenzyme, die nicht nur für die reibungslosen Verdauungsabläufe erforderlich sind, sondern die auch die Fäulnisbakterien in ihre Schranken weisen.

Ist die Bakterienflora des Darms in einem gesunden Zustand, spricht man von einer Eubiose. Die meisten Menschen leiden heutzutage allerdings unter einer Darmdysbiose. Hier ist das Gleichgewicht von gesunden und krankmachenden Bakterien verschoben, was auch bei vielen Endometriose-Patientinnen der Fall ist.

Gründe dafür gibt es viele, doch allen voran ist es dem heutigen Lebensstil geschuldet, der geprägt ist durch viel Stress, denaturierte und zuckerreiche Ernährung, Umweltbelastungen, Abführmittel, Nikotin, Alkohol und unkontrollierte Antibiotika- und Cortisoneinnahmen.

Häufig entsteht die Dysbiose auch durch falsche Essgewohnheiten wie zu üppige und fettreiche Mahlzeiten, weil diese nur schwer verdaubar sind. Darüber hinaus kann auch eine beeinträchtigte Verdauungsleistung vorliegen, sodass die aufgenommenen Nahrungsmittel nicht vollständig aufgeschlossen werden können.

Ein Darm mit einer gesunden und ausgeglichenen Darmflora gehört bei Erwachsenen heutzutage schon fast zur Ausnahme. Auch immer mehr Kinder sind davon betroffen, wie etwa der horrende Anstieg von Lebensmittelunverträglichkeiten zeigt, denn dies ist eine häufige Folge einer schlechten Darmsituation. Dabei fehlen häufig die wichtigsten Milchsäurebakterien wie Laktobazillen und Bifidobakterien.

Durch das Fehlen dieser Bakterien kann die Nahrung nicht vollständig verdaut werden, sodass es schnell zu Fäulnis und Gärung kommt, was sich durch Blähungen, Bauchschmerzen, Durchfälle oder Verstopfung äußert.

Hinzukommt, dass nicht mehr ausreichend Sauerstoff ins Gewebe gelangt. Schlackenstoffe und Abfallgifte werden nicht mehr abgebaut und stattdessen im Bindegewebe eingelagert. Dadurch entwickelt sich zwangsläufig eine Selbstvergiftung des Körpers, die schließlich noch dadurch angeheizt wird, dass die schädlichen Darmbewohner giftige Abfallstoffe produzieren wie z. B. die Eiweißzersetzungsprodukte Indikan und Skatol. Sind diese im Darm vorhanden, gelten sie als deutliche Hinweise auf eine Dysbakterie und Mykosen.

Das Immunsystem erlahmt zusehends, zudem können vielfältige Symptome auftreten wie Müdigkeit, Nahrungsmittelunverträglichkeiten, Entzündungen, Allergien und viele mehr.

Ist die Darmflora ins Ungleichgewicht gerutscht, ist es also wichtig, das Gleichgewicht zwischen den Bakterien der Säuerungsflora und der Fäulnisflora wiederherzustellen.

Wie wichtig die Darmgesundheit ist, hat übrigens schon vor 80 Jahren Prof. Otto Warburg aufgezeigt, wonach die Entstehung und Ausbreitung von Krebszellen durch einen gestörten Darmstoffwechsel begünstigt werden soll. Prof. Otto Warburg war zu seiner Zeit ein hoch angesehener Wissenschaftler, der 1931 als Nobelpreisträger bekannt wurde.

Candida bei Endometriose

Viele Endometriose-Patientinnen machen die Erfahrung, dass ihre Erkrankung von dem Hefepilz Candida begleitet wird. Dies ist insbesondere dann der Fall, wenn Medikamente zur Immununterdrückung, Cortison oder Antibiotika eingenommen werden. All diese tragen zu einer Darmdysbiose bei, die meistens mit einer Candidainfektion einhergeht, indem die gesunden Darmbakterien beseitigt werden und die schlechten Überhand gewinnen.

Das sind ideale Lebensbedingungen, bei denen sich der Candida ohne Gegenwehr ausbreiten kann. Aber auch durch Hormoneinnahmen, eine schlechte Ernährung und das Vorhandensein von Schwermetallen wie z. B. Amalgam kann die Entstehung begünstigt werden.

Aber was genau ist der Candida?

Der Candida ist ein Hefepilz, der sich in verschiedenen Bereichen des menschlichen Organismus einnisten kann und sich vorwiegend im Darm aufhält. Während er für gesunde Menschen mit einer intakten Immunabwehr als harmlos gilt, kann er bei einem geschwächten Immunsystem zu gravierenden gesundheitlichen Beeinträchtigungen mit unterschiedlichsten Symptomen führen. Insbesondere wenn der Candida in die Blutbahn gerät und von dort aus weitere innere Organe befällt, ergibt sich ein vielfältiges Erkrankungsbild.

Der Ursprung des Candidas ist in der Regel im Darm zu suchen, sodass dort die Beseitigung ansetzen muss, wenn man auch einen andernorts angesiedelten Pilz wie beispielsweise einen Scheidenpilz oder Nagelpilz erfolgreich loswerden möchte. Dies jedenfalls ist die Sichtweise der ganzheitlich ausgerichteten Therapeuten, zu denen auch immer mehr Gynäkologen gehören.

Zum Leidwesen der Betroffenen wird eine Candidainfektion in der Schulmedizin leichtfertig bagatellisiert und als Modeerscheinung deklariert. Dabei könnte so vielen Menschen zu mehr Gesundheit verholfen werden, wenn das Thema Pilzerkrankungen (Mykosen) ernst genommen würde. Dies trifft unbedingt auch auf Patienten mit einer Endometriose zu.

Häufige Folgen einer unbehandelten Candidainfektion sind Unverträglichkeiten auf Nahrungsmittel. Und je länger diese Intoleranzen unentdeckt und der Candida unbehandelt bleiben, desto mehr weitere Unverträglichkeiten und sonstige gesundheitliche Beschwerden gesellen sich im Laufe der Zeit hinzu. Oder wenn die Scheidenmykose oder der Nagelpilz nur örtlich und nicht ursächlich behandelt werden, kehren diese immer wieder zurück.

Dass der Darm schließlich als die Hauptquelle des Candidas für diese lästigen wiederkehrenden Pilze in den verschiedensten Körperregionen ursächlich verantwortlich ist, wird leider in den meisten Fällen nicht berücksichtigt. Wird jedoch der Darm erfolgreich vom Candida befreit, so bilden sich auch die als therapieresistent wirkenden Pilze in anderen Regionen des Körpers dauerhaft zurück.

Warum eine Darmsanierung bei Endometriose?

Viele Endometriose-Patientinnen weisen eine gestörte Darmflora auf, was aus naturheilkundlicher Sicht die Entstehung einer Endometriose begünstigen soll. Hier spielt auch die Interaktion des Hormonsystems mit dem Darm hinein. Und nicht zuletzt kann eine optimale Nährstoffverwertung nur mit einer gut aufgestellten Darmflora gelingen.

Eine unzureichende Versorgung mit Vitaminen, Mineralien und Spurenelementen ist die Folge mit verheerenden Auswirkungen auf die gesamte Gesundheit wie eben auch Hormonstörungen, die die Endometriose-Entstehung begünstigen können.

Auch im Hinblick auf pflanzliche Hormone ist eine intakte Darmflora von Bedeutung, denn nur dann können diese optimal assimiliert werden. Viele ganzheitlich arbeitende Therapeuten binden daher eine umfassende Darmsanierung in das Behandlungskonzept der Endometriose ein.

Mittlerweile gibt es zahlreiche Erfahrungsberichte von Patientinnen, die durch eine Darmsanierung ihre Endometriose-Symptome deutlich verbessern konnten. Auf schulmedizinischer Ebene gibt es diesbezüglich leider bisher noch keine erkennbaren Ansätze.

Um zu überprüfen, welche Darmbakterien vermindert sind oder welche schädlichen Mitbewohner Überhandgenommen haben, sollte man vorab den Zustand der Darmflora anhand einer Stuhlprobe in darauf spezialisierten Laboren untersuchen lassen.

Wird hierdurch festgestellt, dass im Darm zu wenige gesundheitsfördernde Bakterien vorhanden sind und schädliche Darmbewohner wie Fäulnisbakterien, Candida und Parasiten Überhandgenommen haben, ist die Zuführung entsprechender Bakterien wichtig.

Darmreinigung

Eine ganzheitliche Darmsanierung beinhaltet nicht nur das Wiederaufforsten der Darmflora, sondern auch eine umfangreiche Reinigung. Ob diese vonnöten ist, kommt auf die individuelle Situation an.

Wenn der Darm völlig verschlackt ist, wird nicht nur die Aufnahme von wichtigen Nährstoffen eingeschränkt, sondern auch der gesamte Stoffwechsel und Entgiftungsorgane wie Leber und Nieren werden zusätzlich beeinträchtigt.

Eine Darmreinigung kann auf verschiedene Art und Weise erfolgen. Einerseits gibt es die Möglichkeit, mit Einläufen, Flohsamen und speziellen Nahrungsergänzungsmitteln sowie Kräutern den Darm von Ablagerungen zu befreien. Andererseits kann man den Darm professionell durch eine Colon-Hydro-Therapie reinigen.

Die Colon-Hydro-Therapie kann man als eine Weiterentwicklung der klassischen Einläufe betrachten, wobei diese wesentlich mehr zur Darmsanierung beitragen kann. So wird mit dieser Therapie der Dickdarm in seiner gesamten Länge von 1,80 Meter gereinigt. Da durch dieses Verfahren nicht nur die schädlichen Darmbakterien, sondern auch die nützlichen Mitbewohner ausgespült werden, ist es wichtig, dass die Darmflora durch entsprechende Präparate aufgeforstet wird.

Aufforstung der Darmflora

Durch die Ansiedelung von nützlichen Bakterien wird der Darm zur Gesundung geführt. Da jeder Bakterienstamm eigene Aufgaben im Darm übernimmt, ist es wichtig, dass möglichst viele verschiedene gesunde Keime vorhanden sind. Sie alle leben in einer gut aufeinander abgestimmten Symbiose und bilden die Voraussetzung für eine umfassende Gesundheit.

Der Darm braucht Nahrung, und zwar bestehend aus lebenden Makroorganismen – Milchsäurestämmen, Milchsäurebakterien und Faserstoffen, damit die Darmzotten wieder gereinigt und von Milchsäurebakterien bevölkert werden können.

Dann erhält der Darm nach einer gewissen Zeit wieder die Möglichkeiten, seine ursprünglichen Aufgaben zu erfüllen anstatt mit Durchfall, Verstopfung, Darmkrämpfen, Darmbluten, Hämorrhoiden oder Blähungen zu reagieren. Auch rechtsdrehende Milchsäure in Form von Brottrunk und apothekenpflichtigen Präparaten sorgt für ein besseres Darmmilieu.

Wenn der Stuhlgang zu alkalisch ist, sollte mithilfe der rechtsdrehenden Milchsäure die Darmflora angesäuert werden. Dies ist erforderlich, damit sich die zugeführten gesunden Darmbakterien besser ansiedeln können und damit dem Candida-Hefepilz die Lebensgrundlage entzogen wird.

Die Dauer einer Darmsanierung mit Darmflorapräparaten ist individuell sehr unterschiedlich und abhängig von der gesundheitlichen Vorgeschichte der jeweiligen Person. Von einem Zeitraum von 3 bis 6 Monaten sollte dabei mindestens ausgegangen werden, bei einer schwer geschädigten Darmflora kann die Sanierungsdauer auch 1,5 Jahre und noch mehr betragen. Hier sind sehr viel Disziplin und Durchhaltevermögen erforderlich.

Der Säure-Basen-Haushalt als Basis für die Gesundheit

Geht es nach ganzheitlich orientierten Therapeuten, so kann ein ausgeglichener Säure-Basen-Haushalt zu einem positiven Krankheitsverlauf verhelfen, denn im Umkehrschluss führt ein übersäuertes Milieu zu einer Verstärkung vieler Erkrankungen, auch der Endometriose.

So wie bei den meisten Endometriose-Patientinnen eine gestörte Darmflora vorliegt, so ist ebenfalls auffallend, dass der Körper meistens übersäuert und verschlackt ist. In der Regel hängen diese beiden Aspekte zusammen, denn in einem sauren Körpermilieu gedeihen Mykosen am besten. Eine ganzheitliche Endometriosebehandlung beinhaltet bei vielen Patientinnen somit auch eine Beseitigung des übersäuerten Ganzkörpermilieus, da ansonsten vielfältige körperliche Störungen einschließlich der immer wiederkehrenden Candidapilze auftreten können.

Dass der Ausgleich des Säure-Basen-Haushaltes die wichtigste Säule und Grundregulation für unsere Gesundheit darstellt, haben vor vielen Jahrzehnten bereits verschiedene führende Ernährungswissenschaftler festgestellt wie z. B. Dr. Maximilian Bircher-Brenner, F.X. Mayr und Friedrich Sander. Sie weisen in ihren Ernährungskonzepten immer ganz entschieden auf die Wichtigkeit des Säure-Basen-Haushaltes als Fundament unserer Gesundheit hin.

Eine Übersäuerung (Azidose) äußert sich nicht immer erst in chronischen Erkrankungen, sondern macht durchaus auch schon vorher auf sich aufmerksam, wie zum Beispiel durch immer wiederkehrende Infekte wie Lippenherpes, Ekzeme, Entzündungen, Gelenkbeschwerden, Müdigkeit, häufige Neuralgien, Sodbrennen, brüchige Haare und Nägel.

Immer häufiger ist zu beobachten, dass Therapien nicht zu dem erhofften Segen führen, den man sich versprochen hat. Bezeichnend ist es dann, wenn all diese Beschwerden mit alternativen und konventionellen Methoden erst in dem Moment zu einer durchgreifenden und anhaltenden Verbesserung führen, wenn ein ausgeglichener Säure-Basen-Haushalt geschaffen wird.

Das schulmedizinische Studium kennt diese Form der Übersäuerung leider nicht. Hier ist nur die Blutazidose bekannt, die aber nichts mit der latenten Azidose gemein hat.

Da die Naturheilkunde Krankheiten nach ihrem Ursachenprinzip betrachtet und nicht den Anspruch erweckt, nur Symptome zu beseitigen, gehen immer mehr naturheilkundlich orientiere Therapeuten dazu über, die Entsäuerung als Basis jeder erfolgreichen Therapie in ihre Behandlungen einzubeziehen.

Erfahrungen zeigen immer wieder, dass man auf dieser Basis erfolgreich weitere Therapien aufbauen kann und homöopathische Anwendungen, Akupunktur, phytotherapeutische Maßnahmen und diverse andere Behandlungen nach einer Entsäuerung vom Körper wesentlich besser angenommen werden als im Zustand der Übersäuerung.

Neben den diversen äußeren Einflüssen, mit denen der Körper mit Säuren überfrachtet wird, bildet der Körper auch selbst ständig Säuren. Bei der Zellatmung entsteht Kohlensäure, weitere Säuren sind Aminosäuren, Fettsäuren und Ketonsäuren. Und auch Blähungen und Verdauungsstörungen wie sie bei Endometriose häufig vorkommen, produzieren schädliche Säuren, die den Körper zusätzlich belasten.

Gerade bei Personen, die schon mehrere Therapien erfolglos ausprobiert haben, die in einer therapeutischen Sackgasse angekommen, sollten unbedingt auf eine latente oder gar chronische Übersäuerung hin untersucht werden.

Die Bedeutung dieses Aspektes kann gar nicht groß genug herausgestellt werden. Der Säure-Basen-Haushalt bestimmt nämlich maßgeblich die körperchemischen Grundregulationen und Stoffwechselvorgänge. Und erst wenn ein bestimmter pH-Wert vorhanden ist, können alle biologischen Abläufe reibungslos funktionieren.

Die lebenswichtige Bedeutung von einem ausgewogenen Säure-Basen-Verhältnis wird spätestens dann deutlich, wenn man sich vergegenwärtigt, dass im Körper fast sämtliche Stoffwechselprozesse in einem neutralen bis basischen Bereich stattfinden. Die Stoffwechselprozesse werden nämlich von Enzymen gesteuert, die extrem von einem basischen Milieu abhängig sind. Können jedoch die Enzyme aufgrund eines sauren Milieus ihre Funktionen nicht voll entfalten, so kann die Nahrung nicht verwertet werden, was zu einer fehlenden Bereitstellung von Energie führt.

Der Säure-Basenhaushalt wird großteils von der zugeführten Nahrung bestimmt. Zu den sauren und somit zu reduzierenden Lebensmitteln zählen alle tierischen Nahrungsmittel einschließlich Fisch, Geflügel und Wild, sowie Kaffee, Milcherzeugnisse einschließlich Käse, schwarzer Tee, Alkohol, Zucker, Kuchen, die meisten Getreidesorten und kohlensäureversetzte Getränke.

Stattdessen sollten basenbildende Produkte bevorzugt werden wie Obst und Gemüse, wobei Kartoffeln, Brokkoli, Zucchini, Blumenkohl, Karotten, Quinoa, Hirse und frische Kräuter die Grundlage bilden.

Saure und basische Nahrungsmittel erkennt man nicht zwangsläufig am Geschmack, also ob sie sauer schmecken oder nicht. Entscheidend ist vielmehr, ob sie im Körper säurebildend oder basenbildend sind.

Ursprünglich enthalten säurefördernde Nahrungsmittel nicht unbedingt Säuren, aber während des Verdauungsprozesses entstehen hieraus saure Substanzen. Das bedeutet, dass von Natur aus basische Produkte sauer verstoffwechselt werden können.

Um für einen ausgeglichenen Säure-Basen-Haushalt zu sorgen, kann man die naturbelassene Ernährung durch bestimmte mineralstoffhaltige Nahrungsergänzungsmittel (Citrate) hervorragend unterstützen.

Da der Körper für seinen Stoffwechsel auch Säuren benötigt, wäre es nicht zu empfehlen, seine Nahrung ausschließlich auf basenbildende Produkte aufzubauen. Das optimale Verhältnis für ein ausgewogenes Gleichgewicht liegt bei 80 % basischen und 20 % sauren Produkten.

Die bereits im Körper angesammelten Säuren sollte man ausschleusen, hierfür eignen sich insbesondere Entsäuerungsbäder als Voll- oder Fußbad. Aber auch in Basenlauge getränkte Körperwickel und Strümpfe, die mitunter über Nacht getragen werden, wirken sehr effektiv. Eine ganz hervorragende Unterstützung der Entsäuerung erreicht man schließlich durch Sitzungen in einer Infrarotkabine oder klassisches Saunieren.

Die Entsäuerung sollte während der ersten ca. 4 Monate sehr intensiv und danach durch regelmäßige Anwendungen erfolgen, um den Körper vor einer erneuten Säureüberfrachtung zu schützen.

Damit die Entsäuerungsmaßnahmen rundum erfolgreich greifen können, ist es bei fast allen Patientinnen wichtig, gleichzeitig eine Darmsanierung durchzuführen, um den Candidapilz und die gestörte Darmflora zu beseitigen.

Die Bemühungen werden schließlich belohnt, indem durch eine erfolgreiche Entsäuerung die aus dem Gleichgewicht geratenen Stoffwechselprozesse einschließlich des Hormonhaushaltes wieder einwandfreier funktionieren können.

Darmendometriose

Bei ungefähr 5 % der Endometriose-Patientinnen kommt es zu einem Befall des Darms. Hier wird unterschieden, ob die Oberfläche betroffen ist oder die Endometriose die Darmwand durchdrungen hat. In einigen Fällen beginnt die Endometriose oberflächlich, und mit fortschreitendem Krankheitsstadium wird die Darmwand zunehmend infiltriert. Bei ungefähr 70 % der Fälle betrifft die Erkrankung den unteren Darmbereich und den Dickdarm.

Die bei der Darmendometriose auftretenden Symptome ähneln denen eines Reizdarms, sodass viele Patientinnen zunächst dahingehend eine Fehldiagnose erhalten. Allerdings schließt ein Reizdarm eine Endometriose des Darms nicht aus, denn auch beides in Kombination ist möglich.

Typische Symptome sind Bauchschmerzen, Krämpfe, Übelkeit, vermehrte Gasbildung und sich mit Durchfall abwechselnde Verstopfung. Auch das Gefühl, dass der Darm trotz Toilettengangs nicht entleert wurde, wird häufig beobachtet.

Einige Patientinnen können nur kleine Mahlzeiten zu sich nehmen, weil sich schnell ein Völlegefühl einstellt. Eine besondere Gefahr, zumeist resultierend aus Verstopfung, besteht in einem möglichen Darmverschluss, denn dieser kann lebensbedrohlich sein.

Treten die Verdauungssymptome mit einem wiederkehrenden monatlichen Muster auf und verstärken sich diese vor und während der Menstruation, dann sollte bei den Beschwerden an eine Darmendometriose gedacht werden. Besonders gilt dies, wenn weitere Symptome auftreten wie rektale Blutungen während der Menstruation und schmerzhafte Stuhlentleerungen. Auch Beckenschmerzen beim Geschlechtsverkehr können bei der Darmendometriose auftreten.

Besteht ein Verdacht auf Darmendometriose, kommen verschiedene Methoden zur Diagnose in Frage wie eine Vaginal- und Ultraschalluntersuchung, Darmspiegelung, Stuhlprobe sowie ein CT oder MRT, um mögliche andere Erkrankungen des Verdauungstraktes auszuschließen. Um eine zuverlässige Diagnose einer Darmendometriose stellen zu können, ist eine Bauchspiegelung das Mittel der Wahl.

Wenn sich der Verdacht einer Darmendometriose bestätigt, hängt die weitere Vorgehensweise von den Symptomen und dem Leidensdruck für die Patientin ab.

Meistens besteht die Therapie in der Verabreichung von Schmerzmedikamenten und Hormonen, in schweren Fällen erfolgt eine Operation. Bleibt die Behandlung aus, so muss im Laufe der Zeit mit einer Verschlechterung der Symptome gerechnet werden.

Erfolgt die Diagnose mittels einer Bauchspiegelung, so können je nach Lage bereits während dieses Eingriffs Herde beseitigt werden und zwar per Laser, Hitze oder Hochfrequenzstrom.

Grundsätzlich gibt es 3 verschiedene Optionen für eine Operation der Darmendometriose:

1. der Darm wird „rasiert", sodass der Darm intakt bleibt; es können Herd-Restbestände verbleiben

2. kleinere Herde werden weggeschnitten und hierdurch entstehende Löcher verschlossen

3. bei stärkerem Befall wird der betroffene Darmabschnitt entfernt und der Darm wieder verbunden

Je nach Verlauf der Operation kann ein (vorübergehender) Darmausgang erforderlich werden.

Komplikationen, die die Operation nach sich ziehen kann, sind eine erhöhte Infektionsgefahr und ein Leck im neu miteinander verbundenen Darmbereich. In der ersten Zeit nach der Operation zeigt sich in der Regel eine veränderte Darmfunktion, doch verbessert sich diese im Laufe der Zeit.

Blasenendometriose

Man weiß nicht warum, aber Endometriose kann sich in Einzelfällen auch auf die Blase und Harnleiter ausweiten, sodass nicht nur der Gynäkologe aufgesucht werden muss, sondern auch ein Urologe. Experten gehen davon aus, dass ca. 1 % der Endometriose-Patientinnen von einer Blasenendometriose betroffen ist.

Die hierbei auftretenden Symptome stehen häufig in Verbindung mit der Menstruation. So sind sie einige Tage vor und während der Menstruation stärker ausgeprägt als in der restlichen Zeit. Typische Beschwerden sind Schmerzen beim Wasserlassen und Blut im Urin, welches jedoch nicht immer mit bloßem Auge erkennbar ist, sondern Laboruntersuchungen erfordert.

Außerdem kann es zu Blasenreizungen und Schmerzen kommen, wenn die Blase voll ist. Auch ein häufiges Gefühl, Wasserlassen zu müssen, obwohl die Blase nicht gefüllt ist, kann auftreten. Umgekehrt kann es schwer fallen, die Blase zu leeren. In Einzelfällen kommt es zu Lendenschmerzen im Bereich der Nieren. All diese Symptome können auch in Verbindung mit einer Blasenentzündung stehen, was die Diagnose einer Blasenendometriose nicht einfacher macht. Allerdings schließt eine Blasenentzündung eine Endometriose der Blase nicht aus, denn auch beides in Kombination ist möglich.

Bei dem Verdacht auf eine Blasenendometriose kommen verschiedene Diagnosemethoden in Betracht wie eine Vaginal- und Ultraschalluntersuchung und Urinprobe. Darüber hinaus können auch eine Blasenspiegelung, ein MRT oder CT in Frage kommen, um andere Erkrankungen der Blase (Blasenentzündung und bakterielle Infektion) auszuschließen. Um eine zuverlässige Diagnose einer Blasenendometriose stellen zu können, ist eine Bauchspiegelung das Mittel der Wahl.

Bei einer Blasenendometriose wird unterschieden, ob sich die Herde entlang des Harnleiters oder an der Außen- oder Innenwand der Blase befinden. Liegt ein innerer Befall vor, erhöht sich das Risiko von Komplikationen dahingehend, dass innere Ablagerungen zu einer Harnleiterverstopfung führen können.

Bestätigt sich der Verdacht einer Blasenendometriose, wird häufig eine Operation erforderlich, insbesondere dann, wenn zuvor anderweitige Therapien erfolglos verlaufen sind.

Wird eine Bauchspiegelung zu Diagnostikzwecken durchgeführt, kann je nach Lage bereits während dieser Maßnahme eine Herd-Beseitigung erfolgen. Ob dies möglich ist und wie umfangreich eine Operation vonnöten ist, hängt von der Schwere des Befalls und dem betroffenen Bereich ab. Dabei können Laser, Hitze oder Hochfrequenzstrom zum Einsatz kommen, aber auch das operative Wegschneiden der Herde ist möglich. Wenn das Innere der Blase betroffen ist, kann eine teilweise Entfernung der Blase notwendig sein.

Je nach Verlauf der Operation wird vorübergehend ein Urin-Katheter eingesetzt. Meistens ist dies eine Angelegenheit von nur wenigen Tagen, es kommt aber immer auf das Ausmaß des Befalls und der Operation an. Während der Katheter-Zeit muss darauf geachtet werden, dass sich keine Entzündung der Harnleiter oder Blase entwickelt. Die beste (wenn auch nicht 100 %-ige) Prophylaxe ist das Trinken von täglich 2 Litern Wasser.

Ein operativer Eingriff mit all seinen Begleitumständen ist immer unangenehm, und niemand kann sich gänzlich von Angst freisprechen. Insofern ist es verständlich, wenn man Überlegungen anstellt, die Notwendigkeit einer OP in Frage zu stellen. Die Gegenfrage, die sich hierbei jedoch auftut, lautet zwangsläufig: Was passiert, wenn man die Operation nicht durchführt?

Niemand kann dies zu hundert Prozent voraussagen, aber es muss damit gerechnet werden, dass die Symptome bestehen bleiben oder im Laufe der Zeit sogar noch schlechter werden. Bei ungefähr der Hälfte aller betroffenen Frauen kommt es zu einer allgemeinen Verschlechterung der Endometriose. Dies bedeutet, dass außen liegende Herde mit der Zeit ins Blaseninnere gelangen und die Harnleiter beeinträchtigen, woraus ernsthafte Nierenprobleme resultieren können.

Schilddrüsenunterfunktion und Morbus Hashimoto

Auffallend viele Endometriose-Patientinnen sind von einer Schilddrüsenunterfunktion oder der Autoimmunerkrankung Morbus Hashimoto betroffen. Obwohl dieser Zusammenhang bekannt ist, kommt die Erkrankung der Schilddrüse meistens als Zufallsbefund ans Tageslicht.

Da sich einige schilddrüsenbedingten Symptome mit denen der Endometriose überschneiden, wird häufig gar nicht an eine mögliche Erkrankung der Schilddrüse gedacht. Besonders trifft dies zu, wenn Symptome wie Müdigkeit, Schweißausbrüche, Gewichtsprobleme, Haarausfall und Schlafstörungen bestehen.

Während eine Unterfunktion der Schilddrüse relativ einfach feststellbar und therapierbar ist, gestaltet sich dies bei Hashimoto bei vielen Patienten komplizierter. Allerdings ist es ausgerechnet diese Art der Schilddrüsenerkrankung, die im Zusammenhang mit der Endometriose besonders häufig auftritt.

Hashimoto ist eine Autoimmunerkrankung, und das körpereigene Abwehrsystem sieht infolge eines fehlgeleiteten Immunprozesses die Schilddrüse als fremd an. Infolgedessen kommt es zur Zerstörung des lebensnotwendigen Schilddrüsengewebes durch T-Lymphozyten. Eigentlich ist es die Aufgabe des Immunsystems, sich nur gegen körperfremde Eindringlinge zu wehren, stattdessen kommt es bei Autoimmunerkrankungen zu überschießenden Reaktionen, bei denen sich das Immunsystem gegen körpereigenes Gewebe richtet.

Man unterscheidet dabei zwei verschiedene Verlaufsformen, nämlich die hypertrophe Variante mit einem unkontrollierten Wachstum der Schilddrüse und einer sichtbaren Vergrößerung der Schilddrüse, sowie die atrophe Variante, bei der das Gewebe der Schilddrüse zerstört wird. Diese Form kommt mit einem Anteil von 80 % weitaus häufiger vor und führt zu einer Verkleinerung der Schilddrüse. Bei vielen Betroffenen tritt Hashimoto in Zusammenhang mit einer weiteren Autoimmunerkrankung auf.

Der Ausbruch der Erkrankung steht häufig in Verbindung mit Stresssituationen und einer hormonell bedingten Umstellung des Körpers wie während der Pubertät, Schwangerschaft und den Wechseljahren.

Eine zuverlässige Diagnose einer Schilddrüsenerkrankung und insbesondere eines Hashimoto ist nicht immer einfach. Besonders in der Anfangsphase der Erkrankung ist die Diagnostik schwierig und aufgrund der zunächst auftretenden Überfunktionsschübe irreführend.

Daher sollte man sich möglichst an einen erfahrenen Spezialisten wenden wie beispielsweise einen Endokrinologen. Es kann auch sinnvoll sein, sich zusätzlich an einen auf Schilddrüsenerkrankungen spezialisierten Arzt zu wenden.

Um eine sichere Diagnose zu stellen, können mehrere Untersuchungsmethoden herangezogen werden wie eine Blutuntersuchung, Ultraschalluntersuchung, ein Szintigramm und eine Feinnadelpunktion. Schilddrüsenexperten empfehlen außerdem einen Urintest. Hierfür wird 24 Stunden lang Urin gesammelt, anhand dessen die T3 und T4-Werte gemessen werden.

Die relevanten Blutwerte sollten nicht nur die T3 und T4-Werte beinhalten, sondern auch das TSH sowie die TPO-Antikörper.

Zwar lässt sich Hashimoto nicht heilen, aber durch die Verabreichung von Schilddrüsenhormonen kann man die Erkrankung bei vielen Patienten gut einstellen. Ziel ist es dabei, die durch die Unterfunktion entstandenen Symptome zu lindern. Bleibt Hashimoto unbehandelt, verstärken sich die Symptome im Laufe der Zeit.

Sobald die adäquate Hormondosierung gefunden wird, kommt es bei vielen Patienten zu einer Verbesserung der Symptome innerhalb von vier bis sechs Monaten. So reduziert sich die Müdigkeit, ein erhöhter Cholesterinspiegel normalisiert sich, und bei Übergewicht kommt es zu einem Gewichtsrückgang. Dass die Symptomverbesserung erst nach einigen Monaten erkennbar wird, hängt damit zusammen, dass sich die verschiedenen Regulierungsmechanismen erst wieder einspielen müssen, die mitunter jahrelang blockiert waren.

Die Behandlung mit Schilddrüsenhormonen ist normalerweise lebenslänglich erforderlich. In regelmäßigen Abständen (alle 6 bis 12 Monate) sollte die Struktur der Schilddrüse durch eine Ultraschalluntersuchung kontrolliert werden. Im Abstand von 3 bis 6 Monaten ist eine Kontrolle der Hormonwerte angezeigt. Wichtig ist, dass am Untersuchungstag die Schilddrüsenhormone nicht eingenommen werden.

Als eine hilfreiche Unterstützung der Hashimoto-Behandlung gilt besonders die Einnahme von Selen, weil dies einen günstigen Einfluss auf den Autoimmunprozess hat. Für Erwachsene wird eine Dosierung von täglich 200 µg empfohlen. Selen ist nicht nur in der Lage, die Antikörper (TPO-AK und Tg-AK) zu senken, sondern ist wesentlich an der Umwandlung der Schilddrüsenhormone von T4 in T3 beteiligt.

Auch wenn die Seleneinnahme zur Behandlung von Hashimoto noch nicht offiziell als wirksam anerkannt gilt, konnten in mehreren Studien und durch vielfache Anwendererfahrungen positive Wirkungen festgestellt werden. Ähnlich gute Erfahrungen sind inzwischen von Progesteron bekannt. Da Hashimoto oftmals mit einem Progesteronmangel verbunden ist, kann dessen Beseitigung zu verbesserten Schilddrüsenwerten führen.

Die Behandlung von Hashimoto ist erst dann als zufriedenstellend zu beurteilen, wenn sich nicht nur die Schilddrüsenwerte TSH, T4 und T3 im Normbereich bewegen, sondern wenn auch das Befinden des Patienten diesen Werten entspricht.

Denn immer wieder kommt es vor, dass durch die Schilddrüsenhormone zwar die Normwerte erreicht werden, aber dass sich die Symptome nicht zwangsläufig zurückbilden. In diesen Fällen kann zur Ergänzung ein TRH-Test erfolgen, um festzustellen, ob noch eine Unterfunktion vorliegt.

Pyrrolurie – eine oft übersehene Verbindung bei Endometriose

Wenn die Diagnose Endometriose besteht, lohnt es sich immer, noch etwas weiter über den Tellerrand hinauszuschauen, denn bei auffallend vielen Patientinnen zeigt sich zusätzlich eine sogenannte Pyrrolurie. Denkbar ist auch, dass diese die Grundlage der Endometriose und weiterer körperlicher Beschwerden bildet.

Ganz besonders interessant erscheint die Pyrrolurie für Endometriose-Patientinnen, die zusätzlich von der Schilddrüsenerkrankung und Autoimmunerkrankung Hashimoto betroffen sind. Schätzungen gehen davon aus, dass ungefähr 40 % der Personen mit Pyrrolurie an Hashimoto erkrankt sind. Überhaupt weisen auffallend viele Pyrrolurie-Patienten Autoimmunerkrankungen auf.

Pyrrolurie ist eine genetisch bedingte und familiär gehäuft vorkommende enzymatische Störung im Hämoglobin-Stoffwechsel. Möglich ist auch, dass sie im Laufe des Lebens durch bestimmte Auslöser wie z. B. Stress oder eine Infektion erworben werden kann. In diesem Zusammenhang ist die Tatsache interessant, dass auffallend viele Endometriose-Patientinnen Infektionen aufweisen.

Experten gehen davon aus, dass ca. 10 % der Bevölkerung von der Pyrrolurie betroffen sind, Frauen weitaus häufiger als Männer. Allerdings besteht eine große Dunkelziffer, sodass die meisten Betroffenen nichts von ihrer Stoffwechselstörung wissen. Dies ist einerseits möglich, wenn trotz der Veranlagung die Erkrankung nicht ausgebrochen ist oder die Beeinträchtigungen nicht sehr stark sind. So lange Stress ausreichend kompensiert wird, kann eine Störung des Hämoglobin-Stoffwechsels weitgehend abgefedert werden, sodass die Pyrrolurie kaum oder gar nicht auffällt.

Das Hauptproblem bei Pyrrolurie besteht darin, dass es zu einem gravierenden Verlust an Zink, B6 und Mangan kommt, der nicht durch die Ernährung kompensiert werden kann. Es kommt zu einer beeinträchtigten Produktion von Häm, welches eine unverzichtbare Rolle im Energiestoffwechsel und der Sauerstoffversorgung der Muskeln innehat.

Resultierend hieraus können sich vielfältige gesundheitliche Probleme und Beeinträchtigungen des Wohlbefindens entwickeln wie beispielsweise Gedächtnisstörungen, chronische Müdigkeit, Nahrungsmittelunverträglichkeiten, neurologische Symptome, Licht- und Geräuschempfindlichkeit und ADHS.

Auch das Nachlassen des Namensgedächtnisses und der Handschrift sowie eine fehlende Traumerinnerung werden der Pyrrolurie zugeschrieben.

Besonders bemerkbar macht sich die Pyrroluie bei der Entgiftungsleistung, die durch das Fehlen der wichtigen Nährstoffe stark eingeschränkt ist. Erschwerend kommt hinzu, dass Personen mit Pyrrolurie einen Defekt des Entgiftungsenzyms P450 aufzuweisen scheinen. Dieses spielt im Entgiftungsstoffwechsel eine derart zentrale Rolle, dass betroffene Personen aufgenommene Schadstoffe nicht eigenständig wieder ausscheiden können.

Kommt dann noch der ungünstige Zufall hinzu, dass ausgerechnet diese Personen mit großen Schadstoffmengen in Kontakt kommen wie beispielsweise mit quecksilberhaltigen Amalgamfüllungen, palladiumhaltigem Zahnersatz oder bleihaltigem Trinkwasser, dann nimmt das Unglück fast automatisch seinen Lauf.

Da Schadstoffbelastungen ursächlich mit der Entstehung diverser Erkrankungen (auch der Endometriose) in Verbindung stehen können, ist es unbedingt zu empfehlen, bei begründetem Verdacht eine mögliche Pyrrolurie abzuklären.

Eine Diagnose der Pyrrolurie ist äußerst einfach und tut nicht mal weh. Durch einen einfachen Urintest, der bequem zuhause durchgeführt werden kann, lässt sich simpel und bequem die Diagnose stellen. Die Kosten in Höhe von ca. 30,- € muss man zwar in der Regel selbst übernehmen, weil der Test keine Leistung der gesetzlichen Krankenkassen ist, aber sei es drum, wenn man durch diesen Test ein so wichtiges weiteres Puzzleteilchen im Gesamtbild der Endometriose-Erkrankung finden kann.

Doch nicht nur die Diagnose ist äußerst einfach, sondern auch die Behandlung, die aus der täglichen Einnahme von Nahrungsergänzungsmitteln wie Zink, Vitamin B6 und Mangan besteht.

Kinderlosigkeit und Behandlung von Unfruchtbarkeit

Endometriose ist nicht nur eine lästige, schmerzhafte und chronische Erkrankung, sondern sie kann auch die Familienplanung stark beeinträchtigen. Ungewollte Kinderlosigkeit ist für viele Patientinnen eine unglückliche Folge der Erkrankung.

In vielen Fällen ist sie es gerade, die überhaupt erst zur Diagnose der Endometriose führt. Wenn es nämlich darum geht, medizinische Aspekte der Unfruchtbarkeit herauszufinden, führt der Weg oft über eine Bauchspiegelung. Hierbei wird dann oftmals die bisher unentdeckte Endometriose festgestellt.

Erhebungen gehen davon aus, dass bis zu 50 % der Endometriose-Patientinnen eine herabgesetzte Fertilität aufweisen. Dies betrifft insbesondere diejenigen mit einer mittelschweren oder stark ausgeprägten Erkrankung. Man kann sagen, dass die Fertilität zunimmt, je schwerwiegender die Endometriose ist. Bei den leichteren Fällen stehen die Chancen gut, innerhalb von 3 Jahren schwanger zu werden, ohne dass eine dahingehende Behandlung erforderlich wäre.

Warum es durch die Endometriose zu einer verminderten Fruchtbarkeit kommt, ist nicht vollständig geklärt. Vermutungen gehen davon aus, dass hauptsächlich hormonelle Aspekte ausschlaggebend sind, aber auch anatomische Gründe können vorliegen.

So kann es durch die Endometriose zu Störungen der Eileiter, Eierstöcke und dem umgebenden Bauchfell kommen. Durch ausgeprägte Verwachsungen und Vernarbungen im Becken können unter anderem die anatomischen Strukturen der Eierstöcke und somit der Transport der Eier beeinträchtigt werden. Hierdurch können der Eisprung verhindert oder die Embryowanderung gestört werden. Der Eisprung kann schließlich auch durch Verklebungen der Eierstöcke oder Eileiter beeinträchtigt werden.

Aufgrund der Endometriose können allerdings auch hormonelle Verschiebungen entstehen, die ebenfalls zu einer Beeinträchtigung der Fruchtbarkeit führen. Auch die Möglichkeit, dass es durch Entzündungen zur Entstehung von Zytokinen kommt und der Reifungsprozess der Eizelle ungünstig verläuft, wird als Ursache der Endometriose-bedingten Unfruchtbarkeit in Erwägung gezogen.

Denkbar sind schließlich auch biochemische Prozesse, die die Verschmelzung von Eizelle und Samen unmöglich machen. In diesen Fällen führt man die Ursache auf die ständigen Gewebeentzündungen zurück, die durch biochemische Faktoren dazu führen, dass die Befruchtung der Eizelle beeinflusst wird.

Kommt es aufgrund der Endometriose schließlich zur Bildung von Zysten in den Eierstöcken, so kann ein Eisprung erst gar nicht stattfinden. Und schließlich kann auch das überschießende Immunsystem durch nicht angebrachte Abwehrreaktionen dazu führen, dass dieses das befruchtete Ei als Fremdkörper identifiziert und eine Einnistung in der Gebärmutter unterbindet.

So vielfältig die Ursachen der Unfruchtbarkeit sind, so vielseitig und individuell sind schließlich auch die jeweiligen Behandlungsmöglichkeiten.

Trotz dieser diversen Einschränkungsmöglichkeiten, die zu einer verminderten Fruchtbarkeit führen können, gibt es dennoch bei vielen betroffenen Frauen die Perspektive, irgendwann schwanger zu werden. Die besten Chancen auf dem natürlichen Weg bestehen dann, wenn zumindest noch ein Eileiter durchgängig ist. Und je frühzeitiger die Endometriose erkannt und behandelt wird, desto besser sind die Aussichten auf Erfolg.

Dennoch gehen die meisten Ärzte davon aus, dass ein operativer Eingriff Vorrang haben sollte vor einer medikamentösen Behandlung, wenn es darum geht, die Fruchtbarkeit zu verbessern. Dabei werden nicht nur die Endometrioseherde entfernt, sondern möglicherweise kann auch die Funktionstüchtigkeit von Eileitern und Eierstöcken wiederhergestellt werden.

Allein eine Operation ermöglicht in vielen Fällen eine schnelle Schwangerschaft. In Einzelfällen kann es allerdings notwendig sein, einen operativen Eingriff mit einer künstlichen Befruchtung zu kombinieren.

Wenn der Kinderwunsch noch nicht aktuell zum Zeitpunkt der Operation besteht, kann es sinnvoll sein, direkt nach der Operation die Antibabypille zur Verhinderung oder Verzögerung von neu entstehenden Endometrioseherden einzunehmen.

Grundsätzlich ist es für die Fruchtbarkeit förderlich, einen gesunden Lebensstil zu führen. Dieser sollte aus einer gesunden Ernährung, kombiniert mit gezielten Nahrungsergänzungsmitteln wie beispielsweise Folsäure, bestehen. Durch die Einnahme von Enzymen kann die Entstehung von weiteren Verwachsungen reduziert werden.

Auf Genussgifte wie Koffein, Alkohol und Nikotin sollte unbedingt verzichtet werden. Sie setzen nicht nur die Fruchtbarkeit herab, sondern führen häufig zu Schädigungen des Embryos im frühen Stadium der Schwangerschaft.

Eine ungewollte Kinderlosigkeit gehört in die Hand von erfahrenen Medizinern. In spezialisierten Therapiezentren kann vielen Frauen zu einem erfüllten Kinderwunsch verholfen werden.

Nach einer erfolgreichen Endometriose-Therapie wird bei ca. 80 % der Frauen bereits innerhalb eines Jahres eine Schwangerschaft möglich.

Schwangerschaft - die besondere Herausforderung bei Endometriose

Das Thema Schwangerschaft tangiert die Endometriose-Patientinnen in mehreren Bereichen. Nicht nur, dass es für viele betroffene Frauen schwierig ist, bedingt durch die Endometriose überhaupt schwanger zu werden oder zu bleiben, sondern auch der Einfluss der Schwangerschaft auf den Verlauf der Endometriose ist ein wichtiger Aspekt.

Noch bis vor wenigen Jahren wurde eine Schwangerschaft als natürliche Heilmethode für Endometriose gesehen und sogar von einigen Ärzten empfohlen. Mittlerweile ist diese Empfehlung allerdings sehr in den Hintergrund gerückt. Zwar kann sich eine Schwangerschaft zumindest kurzfristig korrigierend auf die Endometriose auswirken, aber man hat inzwischen festgestellt, dass eine Schwangerschaft eben doch nicht zwangsläufig das langfristige Allheilmittel für eine Endometriose bedeutet. Denn viele Frauen entwickeln nach der Geburt erneute Endometrioseherde, die zu den altbekannten Symptomen führen.

Die kurzfristige positive Wirkung der Schwangerschaft entsteht dadurch, dass die Monatsblutung auf natürliche Weise für neun Monate ausbleibt. In dieser Phase hat der Körper Zeit, die Endometrioseherde zu verringern, weil kein neues Blut oder Gewebe nachrückt, das den Heilungsprozess zurückwerfen könnte. Die Tatsache, dass die Herde am Ende der Schwangerschaft oftmals nicht mehr vorhanden sind, wurde mehrfach bei Kaiserschnittentbindungen beobachtet. Wenn zuvor bei diesen Patientinnen durch eine Bauchspiegelung eine Endometriose festgestellt wurde, dann waren die Herde während des Kaiserschnittes nicht mehr feststellbar.

Doch bis es überhaupt so weit kommt, dass eine Schwangerschaft eintritt und diese erfolgreich beendet werden kann, durchlaufen Endometriose-Patientinnen oftmals einen langen Hindernisparcour. Dieser beginnt zunächst mit der großen Herausforderung, überhaupt schwanger zu werden. Und der nächste Schritt besteht anschließend darin, schwanger zu bleiben. Denn durch die Endometriose tragen die Patientinnen ein deutlich höheres Risiko von Fehlgeburten.

Hauptsächlich betrifft dies mögliche Eileiterschwangerschaften. Diese entstehen häufig aufgrund von Verwachsungen und Verklebungen der Eileiter, die durch die Endometriose entstehen können.

Schließlich ist aber auch die Geburt mit gewissen Risiken verbunden, wenn die Endometrioseherde ungünstig liegen. Dies ist besonders dann der Fall, wenn sich die Herde zwischen dem Darm und der Scheide befinden und das Gewebe für den Geburtsvorgang nicht ausreichend dehnbar ist. Da es unter derartigen Voraussetzungen zu lebensbedrohlichen Situationen für die Mutter und ihr ungeborenes Kind kommen kann, werden bei vielen Endometriose-Patientinnen Kaiserschnitte bevorzugt.

Psychotherapie als begleitende Maßnahme

Eine chronische Erkrankung wie die Endometriose ist in vielerlei Hinsicht eine große Belastung, bei der auch die Psyche in Mitleidenschaft gezogen wird. Allein schon die häufigen und intensiven Schmerzen können zu einer starken Beeinträchtigung im Alltag führen, sei es am Arbeitsplatz, in der Freizeit oder auch in der Partnerschaft wie etwa beim schmerzhaften Geschlechtsverkehr.

Besonders anstrengend wird die Belastung von berufstätigen Frauen empfunden, denn Endometriose ist in der Regel ein stilles Leiden, über das nicht gern gesprochen wird. Man muss im Berufsalltag halt funktionieren, sei es mit Schmerzen oder starken Medikamenten. Beides ist keine gute Lösung, aber die Angst vorm Arbeitsplatzverlust ist ein steter Antrieb, den Zustand irgendwie auszuhalten. Dies birgt die große Gefahr, dass sich im Laufe der Zeit Burn Out, Frust und Angst manifestieren.

Je länger all diese Zustände andauern, umso schwieriger wird es, alles mit sich allein, engen Familienangehörigen oder Freunden auszumachen. So kann es ein wichtiger Schritt sein, psychotherapeutische Hilfe in Anspruch zu nehmen.

Wenn die Diagnose noch frisch ist, viele Gedanken im Kopf herumschwirren, die geordnet werden wollen und von Ängsten geprägt sind, ist die Unsicherheit groß. Fragen, die die Zukunft betreffen, Planungen, die die bisherige Lebensplanung womöglich auf den Kopf stellen, stehen im Raum.

Denn wie sieht die Zukunft aus? Wie stark wird die Erkrankung die Lebensumstände und Lebensplanung beeinflussen? Wie wirkt sie sich auf die Partnerschaft aus? Wie entwickelt sich die Endometriose in den nächsten Jahren? Wie groß ist die Wahrscheinlichkeit, dass man trotz der Erkrankung den Kinderwunsch noch erfüllen kann? Oder hat die Familienplanung noch gar nicht begonnen, ein Partner ist noch gar nicht in Sicht und der Kinderwunsch steckt noch in den Kinderschuhen?

Keine Frage – Endometriose kann einen gravierenden Einschnitt in das bisherige Leben bedeuten. Je stärker die Erkrankung Einfluss nimmt, umso tiefer graben sich die Spuren in die Seele. Jeder für sich muss lernen, mit dieser Situation klar zu kommen. Das ist alles andere als einfach, wenn der Leidensdruck so groß ist.

Zunächst ist es womöglich der behandelnde Arzt, mit dem man über die Erkrankung sprechen kann. Doch die nötige Zeit, die eigentlich erforderlich ist, um auch den seelischen Aspekten adäquat zu begegnen, fehlt. Zudem ist es nicht das Fachgebiet eines Gynäkologen, wenn die Seele leidet und nach Hilfe ruft. Möglicherweise ist er es aber, der die Empfehlung ausspricht, einen Psychotherapeuten aufzusuchen.

Gemeinsam mit ihm kann über alle Ängste und Sorgen gesprochen werden. Die aktuelle Situation wird analysiert, aber auch die Zukunft in all ihren Lebensbereichen wird zum Thema. Bei Bedarf kann eine Verhaltenstherapie erfolgen, bei der die Patientin lernt, mit der jetzigen Situation besser umgehen zu können. Wie man die Krankheit annimmt, sie akzeptiert und versucht, das Beste draus zu machen und sie nicht in den Mittelpunkt des Lebens rückt. Hier kann auch ein Perspektivwechsel hilfreich sein. Denn wer ständig nur an die Krankheit denkt, seinen Alltag von ihr bestimmen lässt und kaum noch andere Gedanken zulässt, der verliert an Lebensfreude.

Besondere Unterstützung ist gefragt, wenn eine ungewollte Kinderlosigkeit im Raume steht und zunehmend als Belastung empfunden wird. Während viele Frauen noch berechtigte Hoffnung hegen können, dass sich der Kinderwunsch trotz der Erkrankung erfüllen kann, sehen sich andere damit konfrontiert, sich langsam von ihrem Wunsch verabschieden zu müssen. Das geht nicht von heute auf morgen, sondern ist ein Prozess, geprägt von Traurigkeit und Hilflosigkeit.

Auch die Wertigkeit der eigenen Person kann ein Thema sein, besonders bei Frauen, die das Muttersein bislang als eine zentrale Lebensaufgabe empfunden haben. Auch die Partnerschaft kann hierdurch auf eine harte Probe gestellt werden. All das ist belastend, kann zu Depressionen und einer bedrohlichen Lebenskrise führen. Hier sollte man sich unbedingt psychotherapeutische Hilfe holen.

Je nach persönlicher Situation kann eine Psychotherapie ambulant vor Ort in regelmäßigen Therapiestunden (z. B. 1 x wöchentlich) oder stationär im Rahmen einer Rehabilitationsmaßnahme erfolgen. Während einer Reha sind die therapeutischen Möglichkeiten vielfältiger, sodass hier in der Regel nicht nur Einzelgespräche angeboten werden, sondern auch Gruppengespräche.

Die Teilnahme an einer Gruppentherapie ist nicht jedermanns Sache, allerdings erweisen sich zuvor gehegte Ängste und Sorgen häufig nicht nur als unnötig, sondern man ist mitunter sogar positiv überrascht. Denn schließlich ist man hier unter Gleichgesinnten und erfährt durch die anderen Teilnehmer meistens eine zusätzliche positive Unterstützung und Bereicherung. Gruppentherapien finden immer unter Anleitung eines Therapeuten statt, der auf diesem Gebiet über viel Erfahrung verfügt.

Darüber hinaus gibt es in Rehakliniken meistens weitere Therapieformen im psychologischen Bereich wie beispielsweise Tanztherapie und Gestaltungstherapie. Die kreativen Aktivitäten ermöglichen, die eigenen Probleme und Ängste zum Ausdruck zu bringen, aber auch, ein inneres Gleichgewicht aufzubauen. Welche dieser Therapien zum Tragen kommen, wird in der Regel individuell auf die Wünsche und Bedürfnisse der Patientinnen abgestimmt.

Stationäre Rehabilitationsmaßnahmen

Je nach persönlicher Situation und Krankheitsverlauf ist eine stationäre Rehabilitationsmaßnahme empfehlenswert. Obwohl diese Möglichkeit grundsätzlich besteht, wird sie im Vergleich zu anderen Krankheitsbildern bislang bei Endometriose noch wenig in Anspruch genommen.

Dabei bietet ein Reha-Aufenthalt eine probate Möglichkeit, aktiv und effektiv auf den weiteren Krankheitsverlauf einzuwirken. Gerade zu Beginn der Erkrankung bzw. wenn man die Diagnose erhalten hat oder wenn man unter extremen Schmerzen leidet, kann eine stationäre therapeutische Betreuung von großem Wert sein.

Eine Reha kommt aber auch in Betracht nach einer erfolgten Operation. Hier kann sie zu einer schnelleren Erholung beitragen, insbesondere wenn die Operation umfangreich war und Organbereiche entfernt werden mussten. Soll im Anschluss an eine Operation eine Reha erfolgen, sollte unbedingt vom Krankenhaus aus die Beantragung durchgeführt werden, um keinen unnötigen Zeitverlust zu erleiden.

Eine gute Regeneration ist besonders unter dem Aspekt des Arbeitskrafterhalts wichtig. Da die Endometriose junge Frauen betrifft, ist dies somit bei den meisten Patientinnen ein grundsätzliches Thema. Denn da ist auf der einen Seite die große Angst vor dem Arbeitsplatzverlust und auf der anderen Seite die Krankheit mit all ihren Einschränkungen, die den Berufsalltag zu einer Tortur werden lassen.

Denn immer wieder zwingen die starken Schmerzen dazu, sich krankschreiben zu lassen. Immer wieder und immer wieder, ein Ende scheint nicht absehbar. Zudem noch etliche Arzttermine und Krankenhausaufenthalte – welcher Arbeitgeber schaut sich das lange an?

Auch wenn man mit allen Kräften versucht zu funktionieren und sich die Krankheit nicht anmerken lassen will, bekommt es irgendwann ein aufmerksamer Arbeitgeber mit.

Da kann es ratsamer sein, rechtzeitig die Reißleine zu ziehen und sich im Rahmen einer stationären Rehabilitationsmaßnahme um seine Gesundheit zu kümmern. Genau dies ist auch Sinn und Zweck dieser Maßnahmen, die von Rentenversicherungsträgern angeboten werden. Je jünger ein Versicherter ist, umso mehr Bedeutung bekommt der Arbeitskrafterhaltungsaspekt.

Unter ökonomischen Gesichtspunkten ist es für eine Rentenversicherung immer noch die bessere Wahl, eine mehrwöchige gesundheitsfördernde Rehamaßnahme zu finanzieren als womöglich eine Erwerbsunfähigkeitsrente in jungen Jahren. Somit ist es immer das Ziel der Rentenversicherung, mithilfe einer Reha eine vorzeitige Rente abzuwenden.

Wer nicht berufstätig ist, wendet sich im Falle einer Reha-Beantragung nicht an einen Rentenversicherungsträger, sondern an seine Krankenkasse. Dies hat zur Folge, dass in der Regel andere Kliniken in Betracht kommen als bei einer Beantragung über einen Rentenversicherungsträger. Unabhängig davon entscheidet sich ein Klinikaufenthalt immer über die jeweilige Vertragslage des Kostenträgers. Dies kann dazu führen, dass die Zuweisung zu einer bestimmten Klinik nicht immer wirklich adäquat ist und nicht zwangsläufig auf eine auf Endometriose spezialisierte Klinik fällt.

Nicht immer passend ist auch eine Zuweisung in eine rein psychosomatisch ausgerichtete Klinik. Dies kann zwar von Fall zu Fall durchaus Sinn machen, jedoch passt eine auf Endometriose ausgerichtete Klinik für die meisten Patientinnen wesentlich besser. Häufig sind dies Kliniken, die auf Frauenerkrankungen spezialisiert sind und in denen ein großes Spektrum an ganzheitlichen Therapiemaßnahmen verfügbar ist.

So werden in vielen Kliniken physiotherapeutische, balneologische und physikalische Therapien angeboten. Ergänzt wird dies oftmals durch ein umfangreiches Bewegungsprogramm sowie psychologische und soziale Maßnahmen, in wenigen Kliniken sind auch naturheilkundliche Therapien möglich.

Auf Endometriose spezialisierte Kliniken gibt es in Bad Schmiedeberg, Schlangenbad, Ratzeburg und Bad Schwartau, die Adressen finden Sie am Ende des Buches.

Bei einem umfassenden Therapieangebot und persönlich passenden Rahmenbedingungen kann ein stationärer Rehaaufenthalt den Krankheitsverlauf günstig beeinflussen. Dies wird möglich, indem mehrere positive Faktoren hineinspielen wie beispielsweise das Ausschalten des Alltags, die volle Konzentration auf die eigene Gesundheit, die Reflexion auf sich selbst und die intensive therapeutische Betreuung durch Fachkräfte, die sich mit dem Krankheitsbild auskennen.

Darüber hinaus wirkt sich auch meistens das Kennenlernen von Mitbetroffenen sehr positiv aus. Ein Austausch unter Gleichgesinnten hält nicht nur den Spiegel vor, sondern lässt das eigene Schicksal auch ein Stück weit kleiner erscheinen, wenn man hier nämlich mit noch viel härteren Schicksalen konfrontiert wird. Schließlich sind auch die vielfältigen Informationen sehr wertvoll, die man während des Rehaaufenthaltes von den betreuenden Therapeuten, aber auch von den Mitpatientinnen erhält.

Eine stationäre Reha dauert zwischen 3 und 4 Wochen, bei Bedarf kann vor Ort eine Verlängerung eingeleitet werden. In der Regel kann nach Ablauf von 4 Jahren eine erneute Reha beantragt werden, in begründeten Fällen ist ein erneuter Aufenthalt aber auch frühzeitiger möglich.

Selbsthilfegruppen – eine oft unterschätzte großartige Hilfe

Man ist nicht allein – das ist oft die erste Erkenntnis, die man gewinnt, wenn man sich einer Selbsthilfegruppe anschließt, in der man Gleichgesinnte trifft.

Der Erfahrungsaustausch mit ebenso erkrankten Menschen ist oft eine unvorstellbare Hilfe. Denn gerade bei einer Krankheit, über die niemand gerne spricht und mit der man sich schnell alleingelassen fühlt, bedeutet der Kontakt zu Gleichgesinnten eine wertvolle große Stütze.

Dies gilt umso mehr, wenn das „Aufgehobensein" auf ärztlicher Seite unzureichend ist oder gar vollständig fehlt und es in der Arztpraxis hauptsächlich um die „technische Abwicklung" der Krankheit geht. Aber auch als Ergänzung zur ärztlichen Beratung ist eine Selbsthilfegruppe äußerst wertvoll.

Menschen, die sich Selbsthilfegruppen anschließen, haben gemeinsam, dass sie sich mit Gleichgesinnten austauschen möchten, Ratschläge suchen und auch welche geben möchten. Selbsthilfe ist Geben und Nehmen, man teilt die Probleme und steht nicht mehr allein mit seinen Sorgen. Die wichtigste Voraussetzung zur Teilnahme ist der Wille, dass man sich selbst helfen möchte, denn nur mit Eigenverantwortung wird die Mitgliedschaft in einer Selbsthilfegruppe von Erfolg gekrönt sein.

Wenn Sie neu zu einer Gruppe stoßen, können Sie davon ausgehen, dass Ihre Leidensgenossinnen Ihnen schon einige Zeit an Erfahrung voraushaben. Sie kennen möglicherweise gute medizinische Tipps, können Ihnen wertvolle Adressen empfehlen und auf Ihre Probleme eingehen, wie kein anderer. Denn wer kann einen besser verstehen als jemand, der die gleichen Probleme hat wie man selbst?

In Selbsthilfegruppen ist Platz für Dinge, die „draußen" oft vergeblich gesucht werden. Denn hier ist Raum für vieles, sei es für Hoffnung und Trauer, für Ängste und Freude. Man kann sich aussprechen und heikle Dinge ansprechen. Platz ist hier für viel Gefühl und Mitgefühl, aber auch für Verständnis. All das ist möglich, weil sich die anderen Frauen in derselben Situation befinden und genau nachempfinden können, was man selbst schon hinter sich hat und was noch kommen mag.

Bedenken, dass es in einer Selbsthilfegruppe immer nur um negative Attribute geht und sich hauptsächlich alles um Krankheit und Mitleid erhaschen dreht, erweisen sich in den meisten Selbsthilfegruppen schnell als eine unbegründete Sorge.

Stattdessen sind Ratschläge, wie man sie in gut organisierten Gruppen erhält, oft von so großem Wert, dass man sich womöglich ärgern wird, den Schritt in eine Selbsthilfegruppe nicht schon viel eher vollzogen zu haben. Möglicherweise hätte das viel Leid, Zeit und Geld erspart, wenn man das hier erlangte Wissen und Aufgehoben sein schon viel früher erhalten hätten.

Und schließlich kann man sich bei den Mitbetroffenen meistens sicher sein, dass diese eine ehrliche Meinung ohne weitere Interessen kundtun. So erfährt man hier auch unverblümt und ehrlich, welche Therapieverfahren bei anderen Betroffenen geholfen haben, beziehungsweise nutzlos oder gar schädlich wirkten. Auch die Empfehlungen über gute Therapeuten und Kliniken sind mit Geld nicht zu bezahlen.

Zudem sind Selbsthilfegruppen häufig sehr gut ausgestattet mit Informationsbroschüren, die man woanders nur mühsam erhalten würde. Sie sind außerdem auch oft gut informiert über neue wirksame Therapien, können gute Tipps geben, wie man beispielsweise Nebenwirkungen am besten reduzieren kann, und welche Informationen im Umgang mit der Krankenversicherung und eventuell dem Rentenversicherungsträger wichtig sind, wenn beispielsweise eine Rehabilitationsmaßnahme angesagt ist.

Ob in Ihrer Nähe eine für Sie passende Selbsthilfegruppe existiert, erfahren Sie über das Gesundheitsamt Ihrer Stadt oder Ihres Kreises. Wenn Sie keine passende Gruppe in Ihrer Region finden, können Sie selbst auch die Initiative übernehmen und eine Gruppe gründen.

Prognose

Grundsätzlich ist die Endometriose in vielen Bereichen immer noch eine Erkrankung mit vielen Fragezeichen, die an die Forschungsabteilungen noch viele Herausforderungen stellt. Und leider ist der derzeitige medizinische Wissensstand derart, dass eine Endometriose als nicht vollständig heilbar gilt. In den meisten Fällen ist es allerdings möglich, dass die Beschwerden deutlich reduziert werden können.

Die Endometriose ist eine Erkrankung mit einem hohen Rezidiv-Risiko, insbesondere bei einem schweren Verlauf. Hier gilt die Wahrscheinlichkeit, dass sich nach einer erfolgten Behandlung erneute Endometrioseherde bilden, als relativ hoch.

Aus diesem Grund wird von den meisten Ärzten empfohlen, nach der erfolgreichen und kompletten operativen Entfernung der Endometrioseherde weiterhin Medikamente einzunehmen, die Hormone enthalten und die monatliche Regelblutung zurückhalten. In der Schulmedizin gilt dies nach wie vor als der beste Schutz vor einem Rückfall.

Denn solange es keine Blutung im Bauchraum gibt, können auch keine erneuten Endometrioseherde entstehen. Allerdings steckt man mit dieser Behandlungsoption in einer Zwickmühle, da Hormonpräparate im Hinblick auf mögliche Nebenwirkungen nicht zeitlich unbegrenzt eingenommen werden sollten.

Für eine erfolgreiche Endometriosebehandlung ist es immer wichtig, diese so individuell wie möglich anzusetzen und die Patientin mit ihren Wünschen bei dem Therapieentwurf einzubeziehen. Mittlerweile gibt es bundesweit diverse Endometriosezentren und Kinderwunsch-Kliniken bzw. -Praxen, in denen sehr erfahrene Endometriosespezialisten maßgeschneiderte Therapiekonzepte ermöglichen können.

Wenn die Endometriose hormonabhängig ist, wird die Erkrankung mit dem Beginn der Wechseljahre beendet. Dies ist für viele Betroffene eine mitunter noch sehr langfristige, aber trotzdem beruhigende Perspektive. Denn damit weiß man immerhin – irgendwann ist es vorbei!

Wünschenswert wäre natürlich, dass man bereits vor diesem Zeitpunkt von seinem Leid erlöst würde, doch erbringen viele der derzeit von der klassischen Medizin angebotenen Behandlungsmethoden bei vielen Betroffenen nicht die erwünschten Ergebnisse.

So kommt es derzeit immer noch bei ca. einem Drittel der Patientinnen trotz langfristiger Hormoneinnahmen und operativer Entfernung der Endometrioseherde zu Rückfällen.

Und auch die Tatsache, dass in Einzelfällen eine Entfernung der Eierstöcke oder Gebärmutter als die einzig wirksame Option herhalten muss, um die Patientin von einer schwerwiegenden Endometriose zu befreien, kann keine befriedigende Lösung sein.

Auch die Erkenntnis, dass die Endometriose aufgrund der genetischen Veranlagung an die folgenden Generationen weitergegeben werden kann, stellt einen medizinischen Bereich dar, der noch viel Forschungsarbeit einfordert.

Nicht vergessen darf man außerdem, dass es in Einzelfällen zur Mutation der Endometrioseherde hin zu bösartigen Tumoren kommen kann oder diese Herde Krebs auslösen können. Geht es nach einer schwedischen Studie der Karolinska University Hospital in Stockholm, so besteht bei der Endometriose ein erhöhtes Risiko von Eierstockkrebs, Brustkrebs, Schilddrüsenkrebs und Nierenkrebs. Allerdings geschieht dies nach derzeitigen Erkenntnissen nur sehr selten (bei ca. 1% der Betroffenen).

Mit besonders vielversprechenden Behandlungsoptionen und nachhaltigem Erfolg wartet die Umweltmedizin auf, die darauf ausgerichtet ist, Schadstoffe zu beseitigen und zu vermeiden. Im Interesse der Patientinnen sollte dieses Thema viel mehr in die Behandlungskonzepte einfließen als es bisweilen geschieht.

30 Tipps - was Sie selbst tun können

Auch wenn man sich bei der Endometriose oft ausgeliefert und machtlos fühlt, so sollte man sich dennoch bewusst machen, dass man es auch ein Stückchen selbst in der Hand hat, durch eine Anpassung der persönlichen Lebensumstände Einfluss auf den Krankheitsverlauf nehmen zu können.

Dies gelingt aber nur dann, wenn man bereit ist, Selbstverantwortung und Eigeninitiative zu übernehmen. Wie umfangreich dies erfolgen muss und welche Maßnahmen tatsächlich erforderlich sind, ist individuell verschieden.

Die nachfolgenden 30 Tipps geben Ihnen wichtige Anregungen:

1. Mit kaum einer anderen Maßnahme erreichen Sie einen so starken positiven Einfluss auf das Krankheitsgeschehen wie mit der Ernährung. Diese sollte nährstoffreich und pestizidfrei sein. Dabei ist auf bekannte unverträgliche und entzündungsfördernde Lebensmittel zu verzichten.

2. Sorgen Sie für ein schadstoffarmes Zuhause: lösungsmittelreduzierte Wandfarben, emissionsarme oder unbehandelte Natur-Teppiche, fachmännische Beseitigung von Schimmelpilzen, Bevorzugung von Naturholzmöbeln, geölter statt lackierter Parkettboden

3. Aktivieren Sie Ihre Selbstheilungskräfte durch verschiedene naturheilkundliche Maßnahmen und regelmäßigen Sport.

4. Verwenden Sie möglichst kein Plastikgeschirr und nutzen Sie zur Aufbewahrung Glas- anstatt Kunststoffbehälter.

5. Schützen Sie sich vor schädlichen Substanzen im Trinkwasser, indem Sie einen Wasserfilter z. B. in Ihrer Küche installieren.

6. Verwenden Sie keinen Laserdrucker oder –Kopierer; alternativ nicht im Büro aufstellen und die Räumlichkeiten regelmäßig lüften.

7. Verwenden Sie während der Menstruation keine Tampons sondern Binden, denn Tampons können Schmerzen und Krämpfe verstärken. Zudem kann sich das Infektionsrisiko erhöhen.

8. Achten Sie auf ausreichend Schlaf (7 – 9 Stunden pro Nacht), und gehen Sie möglichst vor 23 Uhr zu Bett, da sich dies positiv auf den Hormonhaushalt auswirkt.

9. Wenn Sie unter Schlafstörungen leiden, bemühen Sie sich, diese zu beseitigen, denn die Schlafqualität und –länge wirken sich schmerzlindernd aus und reduzieren zudem die Tagesmüdigkeit.

10. Bei vielen Patientinnen treten besonders am frühen Morgen starke Schmerzen auf. Hier kann es hilfreich sein, den Wecker auf eine Uhrzeit 2 – 3 Stunden vor dem eigentlichen Aufstehen zu stellen, um noch rechtzeitig ein Schmerzmedikament einzunehmen und anschließend weiterzuschlafen.

11. Achten Sie auf einen geregelten Tagesablauf mit Verzicht auf Nachtarbeit oder Schichtdienst. Insbesondere von Nachtarbeit weiß man, dass sich diese ungünstig auf den Hormonhaushalt auswirkt.

12. Niemand kennt Ihren Körper so gut wie Sie selbst. Beobachten Sie ihn akribisch und notieren Sie z. B. im Kalender oder in einem Tagebuch alle wichtigen Vorkommnisse und Veränderungen. Dies hilft nicht nur Ihnen, Ihren Körper noch besser kennenzulernen, sondern unterstützt Sie auch bei Ihrem nächsten Arztbesuch. Denn zu schnell ist sonst vergessen, was sich an Veränderungen ergeben hat.

13. Sorgen Sie für eine regelmäßige Einnahme Ihrer Medikamente und Nahrungsergänzungsmittel. Ändern Sie nicht eigenmächtig die Dosierung, sondern halten Sie immer Rücksprache mit ihrem behandelnden Arzt.

14. Wenn Änderungen der Therapie vorgenommen werden, achten Sie in den nächsten ca. 2 Wochen genau auf mögliche körperliche Veränderungen wie z. B. Gewichtszunahme, unreine Haut, Haarausfall, Schlafstörungen oder Stimmungsschwankungen.

15. Vermeiden Sie Stress durch falsches Zeitmanagement. Lernen Sie, Ihre Zeit effektiver zu nutzen, indem Sie strukturierter arbeiten, sich weniger ablenken lassen und sich auf Ihre Aufgaben konzentrieren.

16. Nehmen Sie sich mehr Zeit für Dinge, die Ihnen viel Freude bereiten. Dies reduziert nicht nur Stress und lässt den Alltag ausschalten, sondern erleichtert auch den Umgang mit Sorgen und Ängsten.

17. Umgeben Sie sich möglichst nur mit den Menschen, die Ihnen gut tun. Energiesauger und Negativdenker sollten nicht dazugehören, denn diese Menschen rauben nicht nur wertvolle Kraft, sondern bedeuten auch immer Stress.

18. Verzichten Sie im Umgang mit Stress und Problemen auf ungesunde Methoden wie z. B. Rauchen, erhöhten Kaffeekonsum, hemmungsloses Essen oder stundenlanges bewegungsarmes Herumhängen auf der Couch.

19. Lernen Sie „Nein" zu sagen, um sich selbst zu schützen. Zeigen Sie besonders im Arbeitsalltag Grenzen auf, damit Ihr Schreibtisch nicht im Chaos versinkt und Sie ebenso, nur weil Sie es allen Menschen recht machen wollen. Wenn Sie das Gefühl haben, mit den zusätzlichen Aufgaben überfordert zu sein, sagen Sie sofort „Nein", denn sonst ist Stress schon vorprogrammiert.

20. Wenn Sie das Gefühl haben, mit der Krankheit überfordert zu sein, holen Sie „Hilfe von außen" wie beispielsweise durch den Kontakt zu einer Selbsthilfegruppe.

21. Für die meisten Patientinnen sind häufige und heftige Schmerzen die größte Herausforderung der Endometriose. Nicht immer lassen sie sich mit Schmerzmedikamenten besänftigen. Durch bestimmte Aktivitäten und „Ablenkungsmanöver" kann jedoch positiv auf das Schmerzempfinden eingewirkt werden. Hierzu eignen sich insbesondere anspruchsvolle geistige Aufgaben, die eine hohe Konzentration erfordern, aber auch kreative Tätigkeiten wie Stricken, Häkeln, Basteln oder Malen.

22. Wenn Ihnen bestimmte Trigger bekannt sind, die zu einer Verschlechterung der Symptome führen wie z. B. eine laute Umgebung, viele Menschen, unverträgliche Nahrungsmittel oder heiße Temperaturen (z. B. Sauna), versuchen Sie, diese zu vermeiden.

23. Kommunizieren Sie regelmäßig mit Ihren behandelnden Therapeuten. Je besser diese informiert sind, umso passender können sie auf Ihre persönliche Situation eingehen und Ihnen Hilfestellungen jedweder Art zuteilwerden lassen.

24. Gehen Sie regelmäßig zu Kontrolluntersuchungen, um Medikamentennebenwirkungen und –verträglichkeiten zu überwachen. Auch mögliche Folgeerkrankungen wie beispielsweise eine Reduzierung der Knochendichte sollten regelmäßig überprüft werden.

25. Sobald Sie eine Verschlechterung oder das Auftreten neuer Symptome feststellen (auch wenn diese nicht im Alltag beeinträchtigen), setzen Sie sich mit Ihrem Arzt in Verbindung. Besonders wenn Sie Schwierigkeiten beim Atmen oder Schmerzen im Bein beobachten, sollten Sie sofort Ihren Arzt informieren, da dies ein Hinweis auf ein lebensbedrohliches Blutgerinnsel sein kann.

26. Einen mit Endometriose erfahrenen Arzt zu finden, der zudem noch über viel Erfahrung und Empathie verfügt, ist nicht immer einfach, aber auch nicht unmöglich. Dabei ist es bei einer chronischen Erkrankung von so großer Bedeutung, sich gut aufgehoben zu fühlen. Insofern kann es in Einzelfällen sinnvoll sein, seinen Arzt zu wechseln, auch wenn dies ein paar Kilometer mehr auf dem Tacho bedeutet.

27. Alle Medikamente haben irgendeine Wirkung, allerdings oftmals auch die eine oder andere Nebenwirkung. Je nach Medikament kommt es zu Schläfrigkeit oder eingeschränkter Reaktionsfähigkeit, was im Straßenverkehr und Berufsleben zu gefährlichen Situationen führen kann, sodass gegebenenfalls das Autofahren unterbleiben sollte.

28. Wenn Sie trotz der Erkrankung noch immer rauchen, sollten Sie sich ernsthaft damit auseinandersetzen, endlich Nichtraucher zu werden. Zigaretten sind hinlänglich bekannt dafür, dass sie große Mengen an Schadstoffen enthalten. Diese wirken sich auf vielfältige Weise negativ auf Ihre Gesundheit aus. Und was macht es für einen Sinn, wenn Sie auf der einen Seite äußerst gesundheitsbewusst leben und andererseits diese Bemühungen durch Nikotin und etliche weitere Schadstoffe unterwandern?

29. Vermeiden Sie Aufenthalte in einer ungesunden Umgebung wie z. B. in stark verqualmten Räumen. Achten Sie bei Ihrem Wohnumfeld auf eine möglichst schadstofffreie Luft, indem Sie die Nähe zu stark befahrenen Straßen, Flughäfen, Industriegebieten und Krematorien meiden.

30. Integrieren Sie regelmäßige körperliche Aktivitäten in Ihren Alltag. Benutzen Sie Treppen anstatt einen Fahrstuhl, laufen Sie zu Fuß oder fahren Sie mit dem Fahrrad anstatt mit dem Auto.

Häufige Fragen

Woher kommt der Name Endometriose?

Der Name kommt aus dem Griechischen und steht für endo = innen und metra = Gebärmutter.

Was passiert mir, wenn ich keine Medikamente einnehme?

Da der Verlauf der Erkrankung sehr individuell ist, kann dies nicht pauschal beantwortet werden. Wenn Sie die verordneten Medikamente nicht vertragen, fragen Sie Ihren Arzt, ob in Ihrem Fall eventuell (vorübergehend) auf eine Medikamenteneinnahme verzichtet werden kann. Lassen Sie sich aber auch erklären, welche möglichen Folgen dann eintreten können. Vielleicht kann das verordnete Medikament in einer niedrigeren Dosierung verabreicht werden.

Ist Endometriose gefährlich?

Endometriose ist chronisch und gutartig, birgt aber einige Risiken, die sogar lebensbedrohlich sein können. Dies ist der Fall, wenn Verwachsungen und Verklebungen im Bauchraum auftreten und hier wichtige Organe wie z. B. der Darm, die Blase oder der Harnleiter betroffen sind.

Ein leicht erhöhtes Tumorrisiko scheint vorzuliegen.

Was ist die Ursache einer Endometriose?

Die Wissenschaft ist sich bei der Beantwortung der Frage nach der Entstehung der Endometriose nicht 100%-ig sicher, aber alles weist darauf hin, dass es nicht nur eine einzelne Ursache gibt. Vielmehr scheint es ein Zusammenspiel verschiedener Faktoren zu geben.

Wie lange muss ich Hormone einnehmen?

Wie lange die Einnahme von Hormonen erforderlich ist, hängt von der Entwicklung der Erkrankung ab und kann nicht allgemein gültig vorausgesagt werden. Während sich bei einigen Patienten die Endometriose ohne jegliche Behandlung aushalten lässt, sind andere hingegen auf die regelmäßige Hormon- und Schmerzmitteleinnahme angewiesen.

Was kann man selbst tun?

Vermeiden Sie zusätzliche gesundheitsschädliche Substanzen und sorgen Sie für eine gesunde Lebensführung in Form von regelmäßiger Bewegung, Stressreduzierung, ausgewogener Ernährung und ausreichendem Schlaf.

Mit welcher Maßnahme lässt sich am wahrscheinlichsten eine Verbesserung erreichen?

Da die meisten Endometrioseherde Östrogenrezeptoren aufweisen, wird bei vielen Patientinnen ein günstigerer Krankheitsverlauf durch eine Reduzierung des Östrogenspiegels erreicht.

Gibt es natürliche Einflussmöglichkeiten, um die Endometriose zu beenden?

Endometriose kommt bei vielen Betroffenen während einer Schwangerschaft vorübergehend zum Stillstand. Bei den meisten Patientinnen endet die Endometriose mit Eintritt der Wechseljahre, es sei denn, man verabreicht östrogenhaltige Medikamente.

Gibt es Präparate aus der Naturheilkunde?

Es gibt einige flankierende Maßnahmen wie die Homöopathie, orthomolekulare Medizin (Vitamine und Co.), Traditionelle Chinesische Medizin (TCM) und die Phytotherapie, die die schulmedizinische Behandlung unterstützen können.

Welche Komplikationen können auftreten?

Verwachsungen und Verklebungen an den Eierstöcken können deren Durchgängigkeit beeinträchtigen und zu ungewollter Kinderlosigkeit, Eileiterschwangerschaft und Funktionsstörungen des Darms führen.

Wirken sich Abführmittel negativ auf die Endometriose aus?

Vermeiden Sie bei Verstopfung regelmäßige Einnahmen von Abführmitteln. Sie führen damit nicht nur wichtige Mineralien und Nährstoffe aus, sondern fördern die Darmträgheit, was der Darmflora schwere Schäden zufügt.

Ist Endometriose vererbbar?

Bei der Endometriose kommen familiäre Häufungen vor. Verwandte ersten Grades tragen ein siebenfach erhöhtes Risiko, an Endometriose zu erkranken.

Kann eine Gebärmutterentfernung die Endometriose heilen?

Eine Gebärmutterentfernung sollte gründlich im Vorfeld überlegt werden und nur in „äußersten Fällen" erfolgen. Ein Ende der Endometriose ist bei einer Entfernung der Gebärmutter nur dann wahrscheinlich, wenn sich die Erkrankung auf die Gebärmutter begrenzt.

Ist die Endometriose ansteckend?

Die Endometriose ist weder eine Geschlechtskrankheit noch eine Infektion, und somit ist sie auch nicht ansteckend.

Vorbereitung für Ihren Arzttermin

Bei Verdacht auf eine gynäkologische Erkrankung ist zunächst Ihr Frauenarzt die erste Anlaufstelle. Er wird anhand verschiedener Diagnostikverfahren versuchen, die Ursache für Ihre gesundheitlichen Beschwerden herauszufinden.

Eine sichere Diagnose einer Endometriose ist ambulant in einer Frauenarztpraxis in der Regel nicht möglich, denn sie wird mithilfe einer Bauchspiegelung durchgeführt, die stationär im Krankenhaus erfolgt.

Wie Sie sicherlich aus eigener Erfahrung längst wissen, ist die Zeit in Arztpraxen und Krankenhäusern äußerst knapp. Alles muss hoppla hopp erfolgen, Fragen, Sorgen und Nöte der Patientinnen kommen meistens viel zu kurz. Damit man aus der so knapp bemessenen Zeit das „Maximale herausholen" kann und zumindest Antworten für die wichtigsten Fragen erhält, sollte man sich im Vorfeld möglichst gut auf entsprechende Termine vorbereiten.

Zudem ermöglicht dies eine gezieltere Diagnostik und erfolgreichere Behandlung.

Machen Sie sich am besten vorher ein paar Notizen, die Sie zu Ihrem Arzttermin mitnehmen. Denn in der Hektik und vielleicht auch in der Aufregung vergisst man dann schnell mal die eine oder andere Frage. Schreiben Sie zuerst die wichtigsten Fragen auf und setzen Sie die weniger wichtigen Notizen ans Ende Ihrer Auflistung. Denn falls die Zeit im Behandlungszimmer doch zu knapp sein sollte, bekommen Sie zumindest die wichtigsten Fragen beantwortet.

Sollten Sie die eine oder andere Antwort nicht verstehen, so fragen Sie ungeniert nach. Scheuen Sie sich dabei nicht, auch mal nach der deutschen Übersetzung des medizinischen Fachjargons zu fragen. Denn was hilft es Ihnen, wenn Sie die Hälfte gar nicht verstehen, der Arzt es aber gar nicht bemerkt?

Je besser Ihre Liste vorbereitet ist, umso erfolgreicher und für Sie zufriedenstellender wird Ihr Arztbesuch verlaufen. Sollten Sie nicht in der Lage sein, eine Liste aufzustellen, bitten Sie einen Angehörigen oder eine gute Freundin, dies für Sie zu übernehmen. Überlegen Sie auch, ob es für Sie eine sinnvolle Unterstützung sein könnte, denjenigen zum Arztbesuch mitzunehmen.

Möglicherweise begleitet Sie auch Ihr Partner. Er kann Ihren Gesundheitszustand aus seiner Perspektive vermitteln, sodass der Arzt weitere nützliche Informationen erhält und Ihr Krankheitsbild genauer aufgeschlüsselt werden kann.

Wer auch immer Sie begleitet – eine Begleitperson kann auch dabei helfen, wichtige Informationen aufzunehmen, die Ihnen Ihr Arzt möglicherweise mitteilt. Denn man ist in so einer Situation leicht überfordert, vergisst wichtige Details oder nimmt einige Dinge überhaupt nicht wahr.

Wenn Ihr Arzt dieses Mal nicht viel Zeit hat, um Sie zufriedenstellend zu informieren, bitten Sie ihn um einen weiteren ausführlicheren Termin.

Möglicherweise verfügt Ihr Arzt auch noch nicht über umfangreiche Erfahrungen mit Endometriose. Wenn Sie diesen Eindruck haben, fragen Sie ihn, welchen Kollegen er empfehlen kann oder nehmen Sie direkt Kontakt auf zu einem Endometriosezentrum.

Damit Sie sich auf Ihren Arzttermin vorbereiten können, nutzen Sie die folgende Auflistung:

- Fragen Sie die Arzthelferin ein paar Tage vor Ihrem Termin, ob bestimmte Vorbereitungen Ihrerseits erforderlich sind. Dies kann bedeuten, dass Sie nüchtern in der Praxis erscheinen oder bestimmte Medikamente kurzfristig nicht einnehmen sollen.

- Notieren Sie alle gesundheitlichen Beschwerden, auch wenn sie vordergründig gar nicht mit einer Endometriose in Zusammenhang zu stehen scheinen. Haben Sie häufig Kopfschmerzen, Konzentrationsstörungen oder sind Sie oftmals unerklärlich müde? Sind Sie ängstlich, depressiv oder leiden Sie unter Stimmungsschwankungen? Je genauer Sie Ihren gesundheitlichen Zustand beschreiben, desto hilfreicher sind Ihre Informationen für den Arzt.

- Notieren Sie alle Veränderungen, die Sie in letzter Zeit an sich beobachtet haben wie beispielsweise eine unerklärliche Gewichtszunahme, Hautveränderungen, Schlafstörungen oder psychische Auffälligkeiten.

- Schreiben Sie auf, wann es zu Schmerzen im Unterbauch kommt, z. B. einige Tage vor der Periode oder am 1./2. Tag? Wie intensiv sind die Schmerzen?

- Wie verläuft Ihre Menstruation? Ist die Regelblutung lang andauernd, sehr stark oder eher schwach? Wie oft am Tag müssen Sie die Vorlagen wechseln?

- Sagen Sie dem Arzt, ob ein unerklärlicher unerfüllter Kinderwunsch besteht.

- Notieren Sie alle persönlichen Situationen, die für Sie in letzter Zeit eine große Belastung dargestellt oder eine einschneidende Veränderung Ihrer Lebenssituation mit sich gebracht haben.

- Erstellen Sie eine Liste mit allen Medikamenten und Nahrungsergänzungsmitteln, die Sie einnehmen. Notieren Sie auch, wie lange und in welcher Dosierung Sie diese bereits verwenden. Auch das Mitbringen der Beipackzettel kann hilfreich sein, um eventuelle Nebenwirkungen in Erfahrung zu bringen.

- Sprechen Sie Ihren Arzt auch darauf an, wie stark Sie sich physisch und psychisch durch die Krankheit in Ihrem Alltag eingeschränkt fühlen.

- Notieren Sie außerdem, wenn es in letzter Zeit zu Veränderungen in Ihrem Leben gekommen ist wie ein Wohnortwechsel, Trauerfall in der Familie oder Arbeitsplatzverlust. Gab es in diesem Zusammenhang Symptomverschlimmerungen?

- Haben Sie noch bestimmte Fragen an Ihren Arzt? Schreiben Sie jede Frage auf, die Ihnen am Herzen liegt. Denn Sie ärgern sich, wenn Sie zu Hause feststellen, dass Sie vergessen haben, eine Frage zu stellen.

Fragen, die für die Diagnostik und Therapie der Endometriose wichtig sein können, sind beispielsweise die folgenden:

- Welche Untersuchungen werden durchgeführt?
- Was hat möglicherweise meine Symptome verursacht?
- Unter welchen Umständen müssen meine Medikamente in ihrer Art und Dosierung angepasst werden?
- Ist es erforderlich, außerdem noch an einen Spezialisten wie beispielsweise einen Endokrinologen (Facharzt für Hormone) weitergeleitet zu werden?
- Welche Behandlungsmöglichkeiten gibt es?
- Gibt es Alternativen zu den klassischen Medikamenten, und sind diese verschreibungspflichtig?
- Welche Medikamente muss ich nehmen und wie lange?
- Wie und in welchen zeitlichen Abständen wird kontrolliert, ob die vorgesehene Behandlung erfolgreich ist?
- Welche langfristigen Folgeerkrankungen können sich aus meinem derzeitigen gesundheitlichen Zustand entwickeln?
- Gibt es irgendwelche Anweisungen, die Ernährung umzustellen und einen Ernährungsberater aufzusuchen?
- Bei Kinderwunsch: Ist es trotz der Endometriose möglich, Kinder zu bekommen?
- Wie kann ich selbst zum Gesundungsprozess beitragen?
- Gibt es therapieunterstützende Maßnahmen, die man regelmäßig zu Hause durchführen kann?
- Wo kann man sich weiter über die Erkrankung informieren? Hat der Arzt Kontakt zu einer Selbsthilfegruppe oder kann er Broschüren aushändigen?

Um ein umfassendes Bild von Ihnen zu bekommen, wird der Arzt auch diverse Fragen an Sie stellen. Lesen Sie hierfür die folgende Auflistung, sodass Sie schon gut vorbereitet sind:

- Wie alt waren Sie zum Zeitpunkt der ersten Menstruation?
- Wie äußern sich Ihre Symptome und wann haben Sie diese erstmals bemerkt? Haben sich die Symptome im Laufe der Zeit verändert?
- Sind die Symptome ununterbrochen vorhanden oder gibt es symptomfreie Episoden?
- Seit wann haben Sie welche Schmerzen? Treten Schmerzen bei der Blasen- oder Darmentleerung oder beim Geschlechtsverkehr auf?
- Haben oder hatten Sie Depressionen oder Stimmungsschwankungen?
- Hat sich Ihr Energielevel verändert? Fühlen Sie sich häufig erschöpft und nicht leistungsfähig?
- Welche sonstigen Erkrankungen liegen vor und welche Medikamente nehmen Sie dafür ein? Sind hierfür mögliche Nebenwirkungen bekannt?
- Sind Ihnen Blutvermengungen im Urin oder Stuhl aufgefallen?
- Sind Ihnen Auslöser bekannt, bei denen sich Symptome verbessern oder verschlechtern?
- Ist Endometriose in der Familie aufgetreten?

Adressen nach Postleitzahlen

Rehabilitationsklinik
Eisenmoorbad Bad Schmiedeberg Kur GmbH
Klinik für Orthopädie und Gynäkologie
Kurpromenade 3
06905 Bad Schmiedeberg
Tel. 034925-63741
Email: aufnahme@eisenmoorbad.de
Webseite: www.heilbad-bad-schmiedeberg.de

Endometriosevereinigung Deutschland e.V.
Bernhard Göring-Str. 152
04277 Leipzig
Tel. 0341-3065304
Email: info@endometriose-vereinigung.de
Webseite: www.endometriose-vereinigung.de

EndometrioseZentrum Berlin
Praxis für Fertilität
Friedrichstr. 150
10117 Berlin-Mitte
Tel. 030-26 30 2310-0
Email: info@fertilitaet.de
Webseite: www.fertilitaet.de

Endometriosezentrum Berlin-Charité
Universitätsmedizin Berlin
Campus Benjamin Franklin
Hindenburgdamm 30
12200 Berlin
Tel. 030-844 2554
Webseite: www.charite.de

Gynäkologie – Endometriosezentrum
Vivantes Humboldt-Klinikum -
Am Nordgraben 2
13509 Berlin
Tel. 030-130 12 12 61
Ambulanzsprechstunde 030-130 12 18 51
Webseite: www.vivantes.de

Europäische Endometrioseliga e.V.
Alte Dorfstr. 51
22397 Hamburg
Tel. 040-69464078
Email: info@endometriose-liga.eu
Webseite: www.endometriose-liga.eu

Klinisch-wissenschaftliches Endometriosezentrum
Campus Lübeck
Ratzeburger Allee 160
23538 Lübeck
Tel. 0451-500 41850
Webseite: www.uksh.de

Rehabilitationsklinik
Asklepios Klinik Am Kurpark
Am Kurpark 6-12
23611 Bad Schwartau
Tel. 0451-20040
Webseite: www.asklepios.com

Rehabilitationsklinik
Röpersbergklinik Ratzeburg GmbH
Röpersberg 45
23909 Ratzeburg
Tel. 04541-3450
Webseite: www.roepersbergklinik.de

Stiftung Endometriose-Forschung
Langestraße 38
26655 Westerstede
Tel. 04488-503230
Email: info@endometriose-sef.de
Webseite: www.endometriose-sef.de

Endometriosezentrum Niederrhein
Klinik für Frauenheilkunde und Geburtshilfe
Lutherplatz 40
47805 Krefeld
Tel. 02151-32-2243
Webseite: www.helios-kliniken.de

Endometriosezentrum Münster
Universitätsfrauenklinik Münster
Albert-Schweitzer-Campus 1
48149 Münster
Tel. 0251-83 48015
Webseite: www.unifrauenklinik-muenster.de

Endometriosezentrum
Evangelisches Krankenhaus Köln-Weyertal
Weyertal 76
50931 Köln
Tel. 0221-479 – 0
Webseite: www.evk-koeln.de

Endometriosezentrum
Klinik für Gynäkologie und Geburtsmedizin
RWTH Uniklinik Aachen
Pauwelsstr. 30
52074 Aachen
Tel. 0241-80 80919
Webseite: www.ukaachen.de

Praxis für Chinesische Medizin – systemische Beratung/Therapie
Schwerpunkte u. a.: unerfüllter Kinderwunsch, Insemination, In Vitro Fertilisation (IVF)
Dr. med. Karin Bervoets
Rotlintstr. 68H
60316 Frankfurt
Tel. 069-49 807 98
Webseite: www.karinbervoets.de

Rehabilitationsklinik
MEDIAN Rehazentrum Schlangenbad
Rheingauer Str. 28
65388 Schlangenbad
Tel. 06129-410
Webseite: www.median-kliniken.de

Endometriosezentrum
Frauenklinik des Universitätsklinikums Heidelberg
Voßstr. 9
69115 Heidelberg
Tel. 06221-56 79 34
Webseite: www.med.uni-heidelberg.de

Endometriosezentrum
Universitäts-Frauenklinik Tübingen
Calwerstrasse 7
72076 Tübingen
Tel. 07071-29-8 22 24
Webseite: www.uni-frauenklinik-tuebingen.de

Endometriosezentrum
Klinik für Frauenheilkunde
Universitätsklinikum Freiburg
Hugstetter Str. 55
79106 Freiburg
Tel. 0761-270 300 20
Webseite: www.uniklinik-freiburg.de

Endometriosezentrum am
Klinikum der Universität München
Marchioninistr. 15
81377 München
Tel. 089-4400-0
Email: infogyn@med.uni-muenchen.de
Webseite: www.klinikum.uni-muenchen.de

SART-Therapie
Dr. Annemarie Schweizer-Arau
Fachärztin für Psychotherapeutische Medizin
Herrnstr.7
86911 Diessen
Tel. 08807-8869
Webseite: www.sart.de

TCM-Klinik Bad Kötzting
Ludwigstraße 2
93444 Bad Kötzting
Tel. 09941 609-0
E-Mail: kontakt@tcm.info
Webseite: www.tcm-klinik-koetzting.de

Chinesische Medizin und biologische Heilverfahren
Klinik am Steigerwald GmbH & Co. KG
Waldesruh
97447 Gerolzhofen
Tel. 093 82 - 949 – 0
Email: info@tcmklinik.de
Webseite: www.tcmklinik.de

Zur Autorin

Sigi Nesterenko, geb. 1964, erkrankte 1994 an MCS (Multiple Chemische Sensibilität). Um zu überleben, musste sie sich nicht nur mit dem Vermeiden und Ausleiten von Umweltschadstoffen wie Quecksilber, Blei und Palladium beschäftigen, sondern auch mit den MCS-Begleiterscheinungen wie Schimmelpilzallergie, chronischen Infektionen, Histamin-, Gluten- und Fructoseintoleranz.

Durch ihre stetige Suche nach der Ursache konnte sie im Laufe der Jahre durch verschiedene naturheilkundliche Therapien einen erstaunlichen und respektvollen Weg der Genesung erfahren. Dieser Weg dauerte viele Jahre und erforderte extrem viel Eigeninitiative und Disziplin. Sie sammelte im Laufe der Jahre sehr umfangreiche Kenntnisse durch ständiges Lesen, Recherchieren, Experimentieren und intensiven Austausch mit anderen MCS-Betroffenen.

Und nicht zuletzt die Durchführung unendlich vieler hilfreicher und auch weniger nützlicher Therapien haben zu ihrem umfangreichen Wissen über Naturheilkunde beigetragen.

Ihre eigenen Erfahrungen und gesammelten Erkenntnisse hat sie mittlerweile in über 30 Büchern veröffentlicht wie beispielsweise über Histaminintoleranz, Fibromyalgie, Nahrungsmittelintoleranzen, Leaky Gut – der durchlässige Darm, Candida und Blähungen. Sie ist inzwischen zu einer gefragten Expertin geworden, wenn es um Nahrungsmittel-Unverträglichkeiten und Umwelterkrankungen geht.

„Mit der Nutzung meiner Erfahrungen können andere Menschen ihre Leidenswege möglicherweise abkürzen und viele tausend Euros sparen. Hätte ich vor 20 Jahren meinen heutigen Wissensschatz gehabt, wären mir viele Jahre mit extrem eingeschränkter Lebensqualität erspart geblieben.“

Sigrid Nesterenko

Hinweise für den Leser

Alle Angaben in diesem Buch wurden nach bestem Wissen und mit größter Sorgfalt erstellt. Die Angaben und Empfehlungen erfolgen ohne Verpflichtung oder Garantie der Autorin. Sie und der Verlag übernehmen keine Verantwortung und Haftung für Personen-, Sach- und Vermögensschäden aus der Anwendung der hier erteilten Ratschläge. Dieses Buch hat nicht die Absicht und erweckt nicht den Anspruch, eine ärztliche Behandlung zu ersetzen. Ausdrücklich wird empfohlen, eine medizinische Diagnose vom Therapeuten einzuholen und eine entsprechende Therapiebegleitung durchzuführen. Einige der vorgestellten Maßnahmen weichen von der gängigen medizinischen Lehrmeinung ab und resultieren aus der Erfahrungsheilkunde. Es wird ausdrücklich darauf hingewiesen, dass mit diesem Buch keine erfüllbaren Hoffnungen erweckt werden, die eventuelle Heilerfolge erwarten lassen können.

Die Verwertung der Texte und Bilder, auch auszugsweise, ist nur mit Zustimmung des Verlags und der Autorin erlaubt. Dies gilt auch für Vervielfältigungen, Übersetzungen, Mikroverfilmungen und für die Verarbeitung mit elektronischen Systemen.